MANGIA
CHE DIMAGRISCI

FILIPPO ONGARO

MANGIA CHE DIMAGRISCI

Un metodo rivoluzionario per perdere peso
e guadagnare in forma e salute

PIEMME

Le informazioni contenute in questo libro sono puramente divulgative. Tutte le terapie, i trattamenti e i consigli di qualsiasi natura, prima di essere seguiti, devono essere sottoposti al diretto giudizio di un medico. Niente di ciò che viene descritto in questo libro deve essere utilizzato dal Lettore o da chiunque altro a scopo diagnostico o terapeutico per qualsiasi malattia o condizione fisica. L'Autore e l'Editore non si assumono responsabilità per effetti negativi causati dall'uso o dal cattivo uso delle informazioni qui contenute.

Redazione: *Edistudio, Milano*

Le ricette contenute in questo libro sono state ideate dalla dottoressa Paola Reverso.

I Edizione 2012

20145 Milano - Via Tiziano, 32
info@edizpiemme.it - www.edizpiemme.it

Anno 2012-2013-2014 - Edizione 1 2 3 4 5 6 7 8 9 10

A mio figlio Malte, con infinito amore

Un libro per dimagrire e non ingrassare più

Qualcuno di voi si ricorderà senza dubbio quando, negli anni Ottanta, esplose la moda dello jogging, dell'aerobica e del fitness. Fu l'epoca in cui Jane Fonda lanciò decine di video di ginnastica aerobica, insegnando alle casalinghe americane come allenarsi a casa davanti allo schermo. Uno di questi video arrivò a distribuire 17 milioni di copie, contribuendo perfino a un aumento significativo delle vendite dei videoregistratori.

Anche in Italia abbiamo avuto fenomeni simili e, negli anni, ogni sorta di esercizio ci è stato presentato su riviste, dvd e programmi televisivi.

Tutto ciò ci ha reso meno sedentari? Assolutamente no.

Da qualche tempo è il turno dell'alimentazione. Non c'è giornale, rivista o canale televisivo in cui non imperversino cuochi o sedicenti esperti a insegnarci come cucinare. Spesso questi personaggi valicano i confini delle classiche raccomandazioni culinarie per addentrarsi in un territorio promettente e in grande fermento: quello del mangiar sano. L'intento può essere anche lodevole, ma purtroppo sulle riviste patinate, così come nelle trasmissioni televisive, tutto appare tanto bello, facile, gustoso quanto assolutamente finto. Il numero di articoli e di ore televisive dedicate ad alimentazione e ricette è cresciuto poi al punto da indurre un senso di nausea anche a chi ha lo stomaco più resistente.

Nemmeno nelle librerie ci si salva. Dagli scaffali occhieggiano così tante copertine con il cibo in primo piano (compresa quella del libro che tenete in mano) che si fa fatica a orientarsi. Tutto ciò ci ha resi più magri o più sani? Per ora, purtroppo, no.

Anzi, questa esposizione eccessiva e superficiale di informazioni preconfezionate ed edulcorate, che riguardano un tema culturalmente e scientificamente complesso come l'alimentazione, oltre a risultare inefficace nel promuovere un vero cambiamento, rischia di stancare rapidamente il pubblico.

Molto spesso, infatti, accade che un tema si consumi già nelle parole e nelle immagini prima di essere davvero riuscito a raggiungere le persone interessate, e per questo verrebbe quasi voglia di abbandonarlo. Sarebbe però un vero peccato se ciò accadesse. Mai come oggi il sovrappeso è diventato un problema e quindi mai come oggi c'è bisogno di dimagrire e di imparare a mangiare correttamente. Ci troviamo quindi in mezzo a un guado: non possiamo infischiarcene del cibo e parlare d'altro pur sapendo che si tratta di un'emergenza solo perché ormai tutti ne parlano. Ma non si può nemmeno pensare che le persone cambino davvero stile di vita solo perché mostriamo loro piatti appetitosi, più o meno salutari, sotto le luci dei riflettori. A meno che non si voglia dare vita a una nuova forma di voyeurismo alimentare, tralasciando la salute.

È in mezzo a questo guado virtuale che prende vita questo libro, frutto della consapevolezza del gigantesco problema nutrizionale in cui il mondo occidentale è precipitato e dell'urgenza di cercare risposte forse meno scontate e accattivanti, ma senz'altro più articolate ed efficaci.

Un'urgenza alla quale fa eco quella che il pubblico dei miei lettori mi ha trasmesso negli ultimi mesi, ponendomi in maniera sempre più frequente e pressante una domanda, declinata in modi diversi, ma fondamentalmente univoca: come non ingrassare? Come dimagrire? Come fare per restare in forma?

Nei molti incontri fatti presentando il mio precedente libro – *Mangia che ti passa* – in giro per l'Italia, e negli innumerevoli messaggi inviati al mio blog, era proprio questo il leit-motiv, il mantra, oserei dire, che mi ha colpito per la sua origine così diffusa e trasversale. Nonostante il successo del libro, evidentemente non avevo dato tutte le risposte. Avevo cercato di insegnare ai lettori come sfruttare le proprietà curative del cibo ma non avevo affrontato specificatamente il problema del perdere peso.

A chiedermi consiglio erano persone di ogni età ed estrazione, giovani e anziani, pazienti con patologie legate al sovrappeso oppure ancora sane ma troppo dipendenti dal cibo, donne e uomini assillati da un peso forma irrimediabilmente perduto, mamme e papà preoccupati perché incapaci di tenere sotto controllo il peso dei figli.

Così ho capito che serviva un libro nuovo, mirato, per aiutare questo vasto pubblico, interessato primariamente al buttare giù i classici "chili di troppo", a orientarsi in uno dei campi più frequentati e per questo più confusi: quello delle diete.

Un pubblico variegato, ma accomunato dalla continua ricerca di metodi per affrontare la situazione. E, quasi sempre, frustrato nei suoi tentativi.

Sono tantissime, in effetti, le persone che soffrono per

i chili in eccesso e non riescono a liberarsene. Sono quelli che hanno provato mille diete, che non hanno perso un etto o che hanno buttato giù anche molti chili per poi, però, riprenderli tutti. Sono i tanti adepti delusi di metodi che assicurano risultati eclatanti ma disattendono puntualmente le loro promesse. Sono, insomma, tutti coloro che hanno un problema più specifico con il cibo e a cui interessa prima di qualsiasi altra cosa dimagrire. E rimanere magri.

Perché qui sta il vero nocciolo della questione: c'è, in questa moltitudine, anche chi riesce nell'intento, e dimagrisce. Ma è un effetto quasi sempre temporaneo, destinato a essere cancellato nel giro di poche settimane dalla conclusione della dieta. Il risultato? Si torna a ingrassare come prima. Spesso, purtroppo, anche di più.

Mangia che dimagrisci esprime già nel titolo l'idea che non è la semplice riduzione, né il razionamento di ciò che mangiamo la soluzione che ci farà perdere grasso: sembra paradossale, ma il cibo ha un ruolo anche nel farci dimagrire. Così come *Mangia che ti passa* ha dato un contributo alla divulgazione del concetto curativo del cibo, il libro che avete in mano si propone di scandagliare le vere ragioni che ci portano a ingrassare, proponendo infine un metodo che ci aiuti a trasformare gli alimenti, da nemici da combattere, in nostri alleati in questa battaglia quotidiana che è la perdita di peso.

L'accoglienza di *Mangia che ti passa* ha superato ogni più rosea aspettativa, facendo sì che il libro si conquistasse uno spazio di rilievo in un mercato affollato. Un grande ruolo l'ha poi giocato il passaparola sostenuto dai riscontri positivi che gran parte dei lettori hanno fornito dopo aver adottato il regime alimentare proposto. È stata per me un'enorme soddisfazione percepire, entrando in contatto diretto con le persone che lo avevano letto, che il libro era servito davvero. Non aveva solo attirato e incuriosito, ma aveva mantenuto le promesse, cogliendo un interesse diffuso ma spesso mal indirizzato verso il tema dell'alimentazione e contribuendo a costruire una consapevolezza sull'importanza strategica che il cibo di cui ci nutriamo ricopre nel permetterci di restare sani o nel farci ammalare.

Sono pertanto fiducioso di riuscire nuovamente, con questo libro sul dimagrimento, nel mio intento. Credo fermamente che l'Italia e il mondo occidentale abbiano bisogno di una rivoluzione sanitaria. È folle continuare a investire enormi quantità di denaro in ricerche e cure se parallelamente non iniziamo a lavorare sul serio sulla prevenzione e sul cambiamento degli stili di vita, che sono i pilastri della salute. È stato stimato che le cure mediche contribuiscono solo per un 10% al nostro benessere. Il rimanente 90% dipende da una delicata interazione tra comportamenti, scelte individuali, genetica e ambiente. Ma le persone possono scegliere correttamente solo se ricevono le informazioni necessarie per farlo.

Mangia che dimagrisci ha questo obiettivo: farvi dimagrire una volta per tutte, evitare l'effetto yo-yo e con questo contribuire a un grande miglioramento della vostra salute.

Introduzione

Mentre il web, i cartelloni e le pubblicità in tv ci bersagliano di immagini spesso plastificate di uomini e donne magri, scolpiti, bellissimi, nel nostro quotidiano lottiamo quasi sempre, e quasi tutti, contro i chili di troppo. A volte ossessivamente, più spesso a periodi, in modo disordinato, rimandando i buoni propositi a dopo le feste, a dopo le vacanze, a prima dell'estate. Non ci piacciamo, e purtroppo quasi sempre ci fermiamo solo a questo: a voler curare ciò che appare. Senza pensare che il nostro corpo non è solo un biglietto da visita col quale ci presentiamo al mondo: il corpo siamo noi, è la nostra salute, il nostro benessere, la nostra vita.

Il grasso in eccesso non può essere ricondotto solo a un problema estetico, e il suo dilagare è una realtà assodata: uomini e donne, giovani e vecchi, ricchi e poveri, di ogni razza e provenienza, stanno diventando sempre più grassi. Un esercito enorme di oltre un miliardo e mezzo di persone in sovrappeso, diffuso a macchia d'olio in tutti i continenti, che non si porta dietro solo troppi chili ma anche il rischio di ammalarsi e di vedere ridotte le proprie aspettative in termini di qualità e durata della vita.

Alcuni la chiamano un'epidemia, e a dire il vero non hanno tutti i torti. Pur non trattandosi di una malattia infettiva, la tendenza all'obesità negli ultimi decenni è aumentata così tanto e così in fretta da far pensare a una sorta di patologia contagiosa, il cui responsabile non è un batterio o un virus ma il dilagare di stili di vita errati.

Nonostante questo, molti medici continuano a dirci che dimagrire è facile, un gioco da ragazzi: «basta mangiare di meno e consumare di più», sentenziano come se fossero in possesso di una formuletta magica. Ma le uniche formule che sciorinano da decenni hanno ben poco di magico; anzi, sono sempre le stesse, vecchie e ritrite diete ipocaloriche che, dati alla mano, risultano ampiamente inefficaci. I sostenitori di questo filone di pensiero ritengono che il sovrappeso sia solo un problema di calorie in eccesso, sono ossessionati dal bilancio energetico, dall'introito di grassi, dalle "entrate" che devono essere minori rispetto alle "uscite", come se il corpo fosse un semplice conto corrente o un bilancio aziendale. Peccato che, mentre la maggior parte dei medici si ostina ad affrontare il problema esclusivamente dal punto di vista calorico, il mondo e l'Italia stiano diventando sempre più grassi.

Chi vuole perdere peso è poi bersaglio di un'infinità di diete: da quella dei minestroni a quella delle tisane, da quella paleolitica alla rinomata Zona, molte delle quali sono arrivate facendo un gran rumore per poi sparire pian piano nel silenzio o trasformarsi, grazie al successo ottenuto, in enormi business di prodotti preconfezionati. A queste si aggiungono i messaggi costanti e invadenti del marketing delle industrie alimentari, che penetrano nella nostra mente facendosi largo in una palude di informazioni vaghe e confuse. Ed eccoci a comprare cibi senza zuccheri (ma pieni di dolcificanti), cibi "light" poveri in grassi (ma pieni di zuccheri), cibi spacciati come naturali (ma pieni di conservanti).

È necessario fare ordine, perché le cose sono molto più complesse di come ce le raccontano. La verità è scomoda, ma affrontarla è urgente: qualcosa si è spezzato nel prezioso, delicato equilibrio che lega il nostro metabolismo all'ambiente che ci circonda, e l'origine di questa frattura va ricercata nel cibo che ingeriamo.

Parte Prima

INQUADRIAMO IL PROBLEMA

Il paradosso dell'eccesso

Come qualsiasi altro essere vivente su questo pianeta, anche noi siamo biologicamente ancorati al nostro passato. Ci sono voluti milioni di anni perché l'uomo si affermasse come un essere perfettamente adattato a questo pianeta e alla sua natura. In questo lunghissimo percorso evolutivo, le privazioni e i pericoli del mondo primitivo hanno giocato un ruolo fondamentale nel plasmare le caratteristiche del nostro organismo. Tuttavia, improvvisamente, in un tempo così breve da risultare insignificante dal punto di vista evolutivo, l'uomo ha trasformato quel mondo naturale fondamentalmente avaro e ostile in una realtà di opulenza ed eccessi. Oggi ci ritroviamo a pagare le conseguenze di questo paradosso: la nostra biologia non funziona nel mondo che ci siamo creati. Tendiamo a ingrassare perché il nostro programma biologico non prevede né l'abbondanza né, soprattutto, l'industrializzazione dei cibi tipica del mondo moderno.

È questa la verità scomoda con la quale siamo costretti a fare i conti: non è vero che, semplicemente, "mangiamo sempre di più". Il problema del grasso in eccesso non può essere ricondotto solo a un abuso di calorie. In altre parole, il vero nodo è il *cosa*, più che il *quanto*.

Nel marzo del 1997 la rivista «The American Journal of Medicine» pubblicò un interessante studio dal titolo *Divergent trends in obesity and fat intake patterns* ("Tendenze divergenti tra obesità e introito di grassi"). Gli autori Adrian Heini e Roland Weinsier calcolarono che dalla fine degli anni Settanta ai primi anni Novanta, l'apporto energetico medio negli USA non era affatto aumentato, ma al contrario diminuito del 4% (da 1.854 kilocalorie a 1.785 kilocalorie per persona). Nello stesso periodo però l'obesità risultò incrementata del 31%!

Sempre negli stessi anni gli americani ridussero il consumo di grassi dell'11%, arrivando ad assumere molte meno calorie e molti meno grassi di ciò che accadeva solo poco prima. Quali erano le cause di questo aumento di peso collettivo?

Certamente ci fu in quei decenni un'ulteriore riduzione dell'attività fisica, dovuta all'emergere di nuove tecnologie, ma non tale da giustificare un effetto di quella portata. Quello che aumentò nettamente fu l'introito di cereali raffinati, zuccheri e di "cibi light", proprio quelli che dovevano paradossalmente fare ingrassare meno. Un'ondata di cibi raffinati e industrializzati si era abbattuta sugli Stati Uniti e da lì aveva toccato ogni altro paese industrializzato, spazzando via prodotti più naturali. Erano magari diminuiti i grassi, ma erano stati sostituiti con qualcosa di ancora più subdolo e nocivo.

Un legame molto stretto

C'è quindi qualcosa di profondamente radicato nella nostra biologia, che porta la maggior parte di noi a ingrassare e alcuni di noi a diventare obesi. È lo stesso squilibrio che rende la maggior parte delle diete e dei farmaci contro l'obesità inefficace e inutile, se non purtroppo, a volte, dannosa.

Quello che emerge è un legame molto stretto tra noi come specie e come singoli esseri viventi e l'ambiente in cui viviamo, un'interazione costante e dinamica, fondamentale per comprendere salute, malattia, sovrappeso e obesità. Come vedremo, l'ambiente moderno fatto di sedentarietà e di una presenza costante di cibi inutili, iperprocessati e densi di calorie, è un ambiente definito dagli scienziati *obesogenico*, in grado cioè di favorire l'accumulo di grasso.

L'aumento repentino e globale del grasso in eccesso negli ultimi venti anni è un fenomeno che non ha riscontri nei secoli scorsi. Qualcosa è cambiato e in tempi vertiginosamente brevi. Ma se non contano solo le calorie, quali altri fattori entrano in gioco? E che cos'è esattamente il grasso? Si tratta davvero solo di una zavorra inerte o è piuttosto un tessuto attivo che contribuisce a sovvertire il nostro metabolismo e addirittura i nostri comportamenti? E che caratteristiche deve avere un programma di dimagrimento per essere davvero efficace?

Questi sono alcuni dei quesiti a cui questo libro intende rispondere, perché se è vero che sapere è potere, l'unico modo per evitare il grasso in eccesso è quello di conoscere a fondo il problema e di comprenderlo alle sue radici.

Solo un approccio scientifico, oggi radicalmente rivoluzionato grazie alle nuove frontiere aperte dalla genomica applicata alla nutrizione, può aiutarci a ritrovare quell'equilibrio perduto e a perdere peso per non ingrassare più. Questo libro ci fa scoprire come, spiegandoci che scegliere di dimagrire è sì questione di essere più snelli e attraenti, ma non solo: è una priorità assoluta per la nostra salute, un'assicurazione sulla nostra vita.

Definiamo il sovrappeso e l'obesità

Gli specchi nei bagni degli alberghi non perdonano. Sono quasi sempre troppi e illuminati con luci posizionate da arredatori professionisti con un evidente tocco di sadismo. Sono l'incubo di chi tenta invano di dimenticare i propri difetti estetici. Occhiaie, rughe, macchie della pelle, cellulite, rotoli di ciccia: ogni sorta di inestetismo viene messo in evidenza in maniera brutale e inequivocabile ogni volta che si esce dalla doccia o si cammina in mutande per la camera.
Sofia ne era terrorizzata. Da anni viaggiava molto per lavoro e se all'inizio cercava di non dare troppo peso a quella sensazione di fastidio nel vedersi, con il tempo aveva sviluppato una forma di fobia per la sua immagine riflessa allo specchio. Non sopportava di scoprirsi così grassa, con l'addome flaccido e le cosce ricoperte dalla cellulite, proprio lei che ai tempi del liceo era quella con il fisico più invidiato della classe. Cosa le era successo? Era davvero ancora lei? Tutto quello che sapeva era che ormai il suo corpo, la sua percezione di sé, le portava solo malessere e avrebbe dato qualsiasi cosa per tornare quella di una volta.

È proprio così. Oggi il grasso in eccesso ci fa soffrire, causandoci spesso problemi relazionali e psicologici di grandissima portata. E pensare che un tempo essere grassi era sinonimo di ricchezza, successo e salute. Si racconta per esempio che Daniel Lambert, nato nel 1770 a Leicester in Inghilterra e morto trentanove anni dopo, avesse raggiunto il peso di 335 chili. Era alto 180 centimetri e il suo addome misurava 284 centimetri. I suoi polpacci erano come due enormi cosce: 94 centimetri ciascuno!

Lambert divenne una figura popolare proprio grazie alla sua immensa stazza: fu invitato a corte e venne definito un vero e proprio prodigio della natura. La storia è ricca di personaggi di questo tipo. In Italia per esempio, a metà del Seicento, si narra che il condottiero toscano Alessandro dal Borro andasse immensamente fiero della sua enorme corporatura. Combatté anche al servizio della Repubblica di Venezia e si guadagnò il soprannome di "terrore dei turchi". E, in tempi assai più antichi, la famosa Venere di Willendorf ci indica come il sovrappeso dovesse esistere già 25.000 anni fa. Certo si trattava di una condizione rara, e forse proprio per questo veniva celebrata come un evento.

Oggi la situazione è diametralmente opposta. Il sovrappeso è molto comune ed essere magri è considerato un segno di successo.

Ma come capire se una persona è in sovrappeso? E di quanto? Quando possiamo parlare di una vera e propria obesità?

L'indice di massa corporea

Il metodo più utilizzato per classificare i problemi di peso è l'indice di massa corporea (IMC) o *body mass index* (BMI) in inglese. Si tratta di un indicatore molto semplice che si ottiene dividendo il peso in chilogrammi per l'altezza al quadrato in metri. Per esempio, una persona che pesa 80 chili ed è alta 1,82 metri avrà un IMC di 24,1. L'Organizzazione Mondiale della Sanità (OMS) utilizza la tabella alla pagina seguente per classificare l'IMC.

IMC	CLASSIFICAZIONE
<18,5	*Sottopeso*
18,5-24,9	*Normopeso*
25-29,9	*Sovrappeso*
30-34,9	*Obesità classe I*
35-39,9	*Obesità classe II*
= >40	*Obesità classe III*

L'IMC ha ovviamente anche dei limiti. Prima di tutto il problema del sovrappeso e dell'obesità non è legato tanto al peso, quanto alla *quantità di grasso*, che non viene misurata né con la bilancia né con il calcolo dell'IMC. Supponiamo per esempio di calcolare l'IMC di un soggetto molto muscoloso. Usando il rapporto tra peso e altezza, questa persona potrà risultare in sovrappeso ma nel suo caso saranno i muscoli a pesare e non il grasso, e dunque non sarà certo un soggetto a rischio di sviluppare patologie metaboliche. Allo stesso modo ci potremmo trovare di fronte a un IMC normale in un soggetto con una massa muscolare molto carente e una percentuale di grasso elevata.

Queste sono però delle eccezioni e, nella popolazione normale, l'IMC è abbastanza ben correlato con la percentuale di grasso.

In alternativa, per misurare il grasso occorrono tecniche più sofisticate, come la misurazione delle pliche cutanee o metodi come la bioimpedenza, che stima la massa magra e quella grassa grazie a uno speciale strumento che fa passare una corrente elettrica attraverso il corpo. A seconda della resistenza che l'elettricità incontrerà, si potranno identificare le quantità di grasso, muscoli e acqua presenti.

Ma ciò che importa è che l'IMC è in grado di fornirci un'indicazione della massa corporea sufficientemente correlata alla percentuale di grasso nella maggior parte di noi. Un indice di massa corporea più o meno elevato è associato a un rischio differente di malattia, tanto più elevato quanto più ci si trova ai due estremi della scala: l'eccessiva magrezza e l'obesità. Lo ripeteremo spesso: il grasso in eccesso non è solo un problema estetico, in quanto aumenta notevolmente il rischio di molte patologie tra cui quelle cardiache, il diabete di tipo II, l'apnea ostruttiva del sonno, alcuni tumori e alcuni problemi osteo-articolari come l'artrite.

Bimbi che crescono... in larghezza

Da qualche tempo a questa parte alle varie classificazioni dell'obesità si è purtroppo aggiunta quella relativa ai bambini. Nei piccoli il peso varia molto con l'età e l'obesità non può quindi essere definita con un semplice numero assoluto. Si utilizza pertanto come parametro il confronto tra bambini della stessa età considerati normopeso e si definisce il bambino obeso quando il suo IMC è superiore al novantacinquesimo percentile. In altre parole, significa che il bambino è obeso se il 95% dei bambini della sua età pesa meno di lui.

In Italia i bambini in sovrappeso o addirittura obesi non sono affatto rari. Dati che risalgono al 2000 indicano una percentuale del 20% di giovani in sovrappeso tra i 6 e i 17 anni, di cui il 4% obeso. Il problema interessa soprattutto la fascia di età tra i 6 e i 13 anni, e colpisce in particolare i maschi rispetto alle coetanee femmine e, in generale, i bambini con genitori obesi.

Quest'ultimo aspetto denota come le abitudini alimentari a livello familiare incidano pesantemente sulla tendenza al sovrappeso anche dei più piccoli: un fenomeno messo chiaramente in evidenza da un'indagine dell'ISTAT di qualche anno fa. I ragazzi con entrambi i genitori in sovrappeso sono anch'essi in sovrappeso nel 34% dei casi. Se solo uno dei genitori ha dei chili di troppo, il figlio o la figlia sarà in sovrappeso nel 25% circa dei casi.

Matteo, dieci anni, è cresciuto in una famiglia in cui trovare una persona in forma risultava davvero difficile. Erano in sovrappeso i nonni paterni e nettamente obesi quelli materni. Erano obesi entrambi i genitori e i suoi zii. Non poteva che essere obeso anche Matteo. Un cattivo scherzo della genetica o il risultato di uno stile di vita e alimentare errato, profondamente radicato in famiglia?

Quale che fosse l'origine del problema, qualcosa spinse finalmente i suoi genitori a decidere che era arrivato il momento di prendere in mano la situazione. Per Matteo, ma anche per loro stessi. Fu così che mi interpellarono per un consulto. La mamma, Giovanna, era 168 centimetri per 105 chili, il papà Andrea pesava 115 chili per 175 centimetri. Erano ipertesi, avevano la glicemia elevata ed erano completamente sedentari, vista la stazza. Avevano entrambi solo 39 anni. Matteo era nato dieci anni prima, in una mattina di fine agosto. Pesava alla nascita 4.350 grammi, era sano ed era stato regolarmente allattato per 8 mesi, dopo i quali aveva seguito il classico approccio allo svezzamento che prevede di arrivare a far mangiare al bambino un po' di tutto. Con il tempo vennero purtroppo inclusi anche molti cibi ritenuti adeguati ma in realtà assai nocivi per il nostro organismo, poiché totalmente estranei sul piano evolutivo e biologico: carni grasse, insaccati, dolci, una moltitudine di cereali di vario tipo e natura, dosi massicce di latte e formaggi. A questi, come spesso accade, si erano via via aggiunti cibi ancora meno legati al mondo naturale, come le patatine fritte, i würstel, le bibite zuccherate o dolcificate, le caramelle, le merendine. E del resto, povero Matteo, come avrebbe potuto evitare questi cibi vedendoli stipati in grandi quantità in dispensa? E così, già a 3 anni e mezzo, Matteo superava per peso la gran parte dei suoi coetanei. Nella scala utilizzata dai pediatri risultava nettamente sopra il 95° percentile. Le cose erano poi peggiorate quando Matteo aveva iniziato a frequentare la scuola a tempo pieno e a mangiare alla mensa, dove le doppie o le triple porzioni non gli venivano lesinate. E così, a 10 anni, Matteo si era ritrovato a essere un bambino obeso.

Ovviamente la sua stazza aveva da tempo iniziato a rappresentare un problema anche sul piano psicologico. Non poteva fare sport, né giocare come gli altri suoi coetanei: molti ragazzini lo prendevano in giro e così aveva finito con l'isolarsi sempre più. Era un bambino costretto dal suo corpo a un'esistenza infelice, che negli anni si sarebbe tramutata in una vita da malato.

Come si può intervenire in una situazione del genere? Si può davvero pensare che una dieta sia la soluzione definitiva?

È bene ricordare che in meno del 5% delle persone obese è possibile fare una diagnosi di anormalità endocrina o metabolica. Nella maggior parte dei casi, l'aumento di peso non può essere definito come una vera e propria malattia, ma è piuttosto il risultato dell'interazione tra geni più o meno sfavorevoli e un comportamento alimentare completamente scorretto, in cui si fondono di solito due principali errori: la predilezione per il cibo iperprocessato (il cosiddetto "cibo-spazzatura") e la compulsività, sia nella frequenza sia nelle quantità assunte.

Per lo sviluppo di soluzioni efficaci e durature in questi casi è necessario un percorso di rieducazione alimentare e di stile di vita. Una rivoluzione a 360 gradi, che non può escludere gli aspetti psicologici e relazionali. Occorre coinvolgere nel cambiamento non il singolo individuo, ma l'intero contesto in cui vive, cercando di proporre soluzioni a lungo termine che permettano una perdita di peso stabile nel tempo.

Il progetto di salute che descriveremo in questo libro ha funzionato a tal punto con la famiglia di Matteo che, a distanza di qualche anno, sia il ragazzino sia i genitori si sono davvero trasformati. Perché una volta compreso come si resta in forma, una volta percepiti i benefici sul piano della salute, della vitalità, del piacere di vivere, non si torna più indietro.

Miti da sfatare

Ingrassare è facile, lo sappiamo tutti. Basta lasciarsi andare un pochino e, quasi senza accorgersene, ci si ritrova con tre, cinque, dieci chili in più. Con gli anni addomi una volta piatti si afflosciano e lasciano spazio a orribili rotoli di ciccia. Glutei un tempo tonici diventano ammassi gelatinosi di cellulite. La pelle liscia si trasforma in una sorta di superficie lunare, piena di crateri e irregolarità.

Se fosse vero che basta mangiare meno e consumare di più, come predicano in tanti, sarebbe facile invertire questa tendenza. Ma così non è. Se aumentare di peso è così facile da sembrare un processo naturale e inevitabile, buttar giù i chili, al contrario, è terribilmente difficile, sembra spesso di combattere contro i mulini a vento. Le entrate e le uscite del famoso bilancio calorico non sono in grado di spiegare completamente il problema. In altre parole, sembra che un eccesso, anche lieve, di calorie ci porti a prendere peso con grande facilità, e che, viceversa, una semplice riduzione delle calorie non sia in grado di garantire un calo altrettanto vistoso. Del resto è sotto gli occhi di tutti: anche persone che mangiano relativamente poco ingrassano e allo stesso modo altri individui, pur mangiando pochissimo, non dimagriscono. Che ci sia qualcosa di sbagliato nel modo in cui affrontiamo il problema, visto che la "legge" più invocata della scienza della nutrizione ci dice proprio che per perdere grasso è sufficiente mangiare di meno e consumare di più? Possibile che un meccanismo tanto semplice trovi una così grande difficoltà a manifestarsi nei nostri organismi?

Le vecchie leggi non funzionano più

In medicina, per spiegare i meccanismi di utilizzo e conservazione dell'energia nel corpo umano ci si rifà alle leggi della termodinamica. Ma si tratta di leggi della fisica e non della biologia, che furono definite per spiegare il funzionamento del motore a vapore: qualcosa di piuttosto distante dalle nostre cellule.

La prima legge dice che in un sistema chiuso, in equilibrio termico, l'energia non può essere né distrutta né creata. Può essere trasformata, ma deve essere sempre conservata. Ma siamo sicuri che possa essere applicata al corpo umano? Siamo davvero dei sistemi chiusi in equilibrio termico? Assolutamente no.

La seconda legge della termodinamica afferma che l'entropia di un sistema isolato, lontano dall'equilibrio termico, tende ad aumentare nel tempo. In altre parole, sostiene che sia impossibile trasformare in lavoro tutta l'energia assorbita, perché una parte verrà dispersa e un'altra sarà utilizzata per produrre l'energia stessa. La seconda legge ci dice in sostanza che una caloria ingerita non è più una caloria una volta all'interno del nostro organismo, perché per utilizzarla il corpo stesso dovrà consumare energia. E questa energia consumata varia a seconda del cibo assunto.

Facciamo qualche esempio: l'energia usata dal corpo per convertire 100 grammi di carboidrati in energia è poca. Infatti 100 kilocalorie producono 93 kilocalorie per l'organismo. Ma per le proteine la conversione è nettamente diversa: 100 kilocalorie di proteine ingerite forniscono solo 70 kilocalorie all'organismo, perché la loro metabolizzazione è molto più dispendiosa.

Gli alimenti non hanno quindi la stessa efficienza nel fornire energia all'organismo e non possiamo pertanto calcolare le calorie in astratto!

Insomma, l'applicazione di queste due leggi dell'universo alla comprensione del metabolismo umano ci lascia quantomeno un po' perplessi. La termodinamica infatti ci parla solo di energia e non di peso, né tantomeno di grasso, che è quel che ci interessa. In sostanza, non afferma in alcun modo che calorie, peso corporeo e grasso accumulato siano la stessa cosa, né tantomeno che possono essere usati a nostro piacimento per rendere i nostri calcoli più agevoli.

Le calorie: servono davvero?

Forse è utile a questo punto chiarire cosa sono le calorie e che ruolo hanno nel metabolismo umano. Di calorie si sente parlare sempre dai medici, dalla gente comune, dai produttori di alimenti. Ma cosa sono esattamente?

Si tratta di un'unità di misura del calore precedente al sistema metrico ma ancora in uso nella scienza della nutrizione (in altri campi sono state sostituite con i joule). La caloria è definita tecnicamente come l'energia necessaria per aumentare la temperatura di 1 grammo di acqua di 1 grado centigrado. In campo nutrizionale, si usa sempre la kilocaloria, che rappresenta l'energia necessaria per aumentare 1 chilo di acqua di 1 grado e che equivale a 1.000 calorie.

Vi sembra un concetto pratico? Vi sembra la descrizione di qualche cosa che accade nel nostro organismo quando ingeriamo cibo? Cosa c'entra il chilo di acqua con ciò che accade quando ingeriamo degli alimenti?

Come si può vedere, la scienza della nutrizione è pesantemente governata da regole della fisica che sono senza dubbio importanti per comprendere i fenomeni naturali ma che dovrebbero essere rimodellate alla luce del contesto in cui avvengono. In questo caso le cellule, e non una pentola d'acqua sul fuoco.

Basandosi su questi concetti teorici si finisce con l'accettare passivamente che mangiare meno e consumare di più sia l'unica soluzione per chi vuol perdere peso. Ma siamo sicuri che semplicemente mangiando meno si perda peso a lungo termine? Se ipoteticamente una persona in sovrappeso mangiasse 800 kilocalorie al giorno, ma solo di biscotti, dimagrirebbe? Migliorerebbe il suo metabolismo e la sua salute?

L'inganno del bilancio calorico

Uno degli errori commessi da chi adotta senza critiche il modello calorico è quello di pensare che il nostro corpo rimanga immobile mentre noi manipoliamo entrate e uscite, come se la cosa non lo riguardasse.

Immaginiamo un paziente che si rivolga a un centro specializzato in diete ipocaloriche. La prima indagine mirerà a stimare il fabbisogno calorico della persona sulla base dell'altezza e della massa corporea ideale. Si tratta quindi fin dall'inizio di un valore puramente teorico, ma supponiamo che risulti un fabbisogno stimato di 2.800 kilocalorie al giorno; a questo punto l'esperto di turno sfodererà pronto l'agognata (e invece temibile) formuletta magica: «Un chilo di grasso equivale a 7.000 kilocalorie. Se togliamo 1.000 kilocalorie al giorno, in una settimana lei perderà un chilo. È una questione matematica». Già qui c'è una certa confusione, perché un chilo di grasso corrisponde eventualmente a 9.000 kilocalorie e non a 7.000, che semmai rappresentano un chilo di tessuto adiposo, costituito da un 80% di grasso. Ma facciamo finta di nulla.

L'esperto a questo punto, con l'ausilio di un software, creerà una dieta ipocalorica in cui verrà quasi certamente mantenuta la varietà di alimenti poco sani tipici dell'alimentazione moderna. L'unica cosa che varierà sarà il numero di calorie, e dunque le porzioni.

Ma se vi riducono di colpo lo stipendio, quale sarà la prima cosa che farete? Spenderete meno! È esattamente quello che fa il nostro corpo quando, vedendosi ridurre le "entrate", blocca immediatamente le "uscite" nel tentativo di limitare le perdite. In altre parole, il corpo riduce drasticamente il metabolismo, diventa più efficiente e consuma meno. Così il paziente, seguendo la dieta prescritta, perderà peso per un po', ma poi il calo inevitabilmente si fermerà. Ma non è tutto. Come vedremo più avanti, il corpo e la mente svilupperanno un meccanismo di difesa per cui a un certo punto la dieta verrà interrotta e si riprenderà a mangiare, spesso più di prima. Ecco perché una percentuale davvero scarsa di persone che segue una dieta ipocalorica mantiene nel tempo il peso raggiunto.

Un esperimento estremo

Tra il 19 novembre 1944 e il 20 dicembre 1945, nel mezzo delle ultime atrocità della Seconda guerra mondiale, negli Stati Uniti d'America venne svolto un esperimento, noto come il "Minnesota Starvation Experiment", per capire come si comporta l'organismo umano di fronte a una riduzione drastica dell'introito calorico.

Lo scopo dello studio era infatti proprio quello di comprendere gli effetti fisiologici e psicologici di una riduzione calorica prolungata e la tipologia migliore di riabilitazione nutrizionale da adottare successivamente per riprendere peso. I risultati furono pubblicati nel 1950 in un testo intitolato *The Biology of Human Starvation* ("La biologia della fame nell'uomo") e ci dicono molto su come il nostro organismo si adatta a cambiamenti non fisiologici provenienti dall'esterno. Da principio, fin dai primi giorni di regime ipocalorico, esplode violenta e incontrollabile la fame, che distorce la relazione con il cibo. Questo spiega perché, nei soggetti in sovrappeso, invece di sanare e curare un rapporto con l'alimentazione che evidentemente ha già dei difetti, la riduzione calorica lo acutizza, rendendo la persona quasi ossessionata dal cibo, e spesso da quello peggiore, cioè più ricco di calorie. A conferma di questa radicalizzazione del rapporto con l'alimentazione, alcuni dei partecipanti al Minnesota Starvation Experiment diventarono successivamente dei cuochi, scegliendo così il modo migliore per restare sempre vicini al cibo. Nei partecipanti la fame molto spesso si associava a giramenti di testa, perdita di capelli, depressione, irritabilità, calo del desiderio sessuale. L'unica cosa che interessava i soggetti sottoposti a un regime ipocalorico era il cibo e quando essi venivano meno alle regole e mangiavano in modo compulsivo, la depressione si associava a terribili sensi di colpa.

Dal punto di vista del bilancio energetico, questo studio conferma anche l'inapplicabilità della formula magica «7.000 kilocalorie equivalgono a un chilo di grasso». Basta fare alcuni semplici calcoli per concludere che nell'organismo vivente le cose sono molto più complesse. I soggetti che parteciparono all'esperimento furono esposti a un deficit calorico importante di 1.640 kilocalorie al giorno (rispetto al fabbisogno stimato di 3.200 kilocalorie). Supponendo che questo deficit sia rimasto costante nel corso delle 24 settimane di dieta ipocalorica, ciascun partecipante avrebbe dovuto perdere perlomeno 35 chili di solo grasso oltre a molti altri di acqua e tessuto muscolare. Al contrario, la perdita media di peso fu meno di 17 chili, poco più di 600 grammi a settimana. Perché? La risposta è molto semplice: perché il corpo umano è capace di adattamenti formidabili. In questo caso, essendo stato esposto a entrate energetiche fortemente ridotte, l'organismo dei soggetti coinvolti aveva drasticamente diminuito i consumi e in particolare il metabolismo basale, ossia l'energia necessaria per i processi vitali. Già allora i ricercatori avevano capito che il metabolismo non funziona in modo così lineare e per questo, nel corso dell'esperimento, gli scienziati decisero di "aggiustare" settimanalmente l'introito calorico nel tentativo di indurre una perdita di peso continuativa. Si accorsero così che in alcuni soggetti era necessario scendere sotto le 1.000 kilocalorie al giorno per determinare ulteriori cali di peso. Rispetto al fabbisogno calorico calcolato all'inizio dell'esperimento, 1.000 kilocalorie rappresentano un deficit immenso di circa 2.500 kilocalorie al giorno, che avrebbe dovuto comportare una perdita di peso di almeno 2,5 chili a settimana. In realtà tutti i partecipanti raggiunsero, a un certo punto, un limite oltre il quale qualsiasi riduzione calorica non comportava alcuna ulteriore perdita di peso. Questo perché il loro corpo aveva smesso di bruciare: costretto a un'efficienza massimale da una drastica riduzione del cibo, il corpo si adatta e trattiene più grasso possibile.

L'effetto "rimbalzo"

La fase di "riabilitazione" di questo datato ma straordinario esperimento ci fornisce molte informazioni su ciò che accade una volta cessata una dieta ipocalorica. Terminato il periodo di riduzione calorica, ai soggetti furono offerti, in una prima fase, introiti calorici differenti di 400, 800, 1.200 o 1.600 kilocalorie in più al giorno; quindi, negli ultimi 60 giorni, furono lasciati liberi di mangiare a volontà. Naturalmente, i partecipanti diedero finalmente sfogo a tutte le loro esigenze fisiologiche e psicologiche brutalmente represse dal regime nutrizionale adottato nel corso dell'esperimento. Un soggetto arrivò a ingerire 11.550 kilocalorie in un solo giorno! Tutti continuavano a sentirsi affamati, anche se mangiavano più del doppio di ciò che era stato loro consentito fino a quel momento. E tutti ripresero i chili persi, finendo per incrementare in media di un 10% il peso di partenza.

Questo, purtroppo, è ciò che accade alla maggior parte delle persone che affronta una dieta ipocalorica: una diminuzione di peso minore di quella attesa che si conclude, invariabilmente, con una ripresa e un nuovo accumulo. A distanza di tempo ci si ritrova con più chili di prima.

Tutto ciò non significa che le calorie non contino nulla o che tutti gli approcci ipocalorici siano insensati, ma solamente che la soluzione a un problema molto complesso non può essere così elementare come ridurre le entrare e aumentare le uscite. Se così fosse, non staremmo ora qui a parlarne.

Che cos'è un chilo di grasso?

Se quindi un chilo di tessuto adiposo non è semplicemente l'equivalente di 7.000 kilocalorie, cosa si nasconde all'interno della ciccia che ci portiamo addosso? Si tratta di materia inerte, come una sorta di "zavorra" che ci trasciniamo dietro, o al contrario è un tessuto vivo che partecipa attivamente al progressivo deterioramento della nostra salute?

Il grasso, tecnicamente chiamato "tessuto adiposo", è un tessuto connettivo lasso, composto da cellule chiamate *adipociti*. Queste cellule sono in grado di fungere da riserva energetica, riempiendosi di lipidi e quindi andando incontro a una vera e propria espansione del proprio volume e causando, di conseguenza, un aumento anche del nostro. Il grasso ha anche funzione di isolamento e di protezione degli organi interni, ma negli ultimi anni è emerso un altro fondamentale ruolo del tessuto adiposo: quello di contribuire alla produzione di numerose sostanze, tra cui veri e propri ormoni, che, come vedremo in seguito, partecipano alla regolazione dei processi metabolici. Non si tratta affatto quindi di un tessuto inerte ma al contrario di un vero e proprio "organo" che, crescendo di volume, interviene prepotentemente nell'andamento della nostra salute. Non è infatti il grasso in quanto tale, ma sono gli ormoni, gli enzimi e le molecole infiammatorie che il tessuto adiposo produce a esporci a un aumentato rischio di malattie cardiocircolatorie, tumorali, metaboliche e osteoarticolari.

C'è grasso e grasso

Anche se tutto il grasso ci sembra ugualmente sgradevole quando ce lo vediamo addosso, esistono vari tipi di tessuto adiposo, che hanno un impatto differente sulla nostra salute. Le tre principali forme di grasso sono il grasso sottocutaneo, il grasso viscerale e la famigerata cellulite, terrore di tutte le donne. Vediamo cosa sono esattamente, partendo dal grasso viscerale, quello che si annida attorno agli organi interni dell'addome e che è di gran lunga la forma più pericolosa di adipe: un vero e proprio nemico da combattere.

Nella pancia

Il grasso addominale è diverso dalle altre forme di grasso in quanto non è localizzato in superficie ma, al contrario, nella profondità dell'addome. È facile riconoscerlo perché è presente in quelle persone che hanno il pancione gonfio e teso, più spesso uomini, magari con le gambe magre ma un addome sporgente, non flaccido ma ingombrante. Il grasso si deposita in varie zone attorno agli organi interni e, attraverso delle complesse reazioni biochimiche, perfino all'interno degli organi, come succede nel caso del fegato, che incamera grasso fino a trasformarsi.

C'è una ragione evolutiva importante dietro l'accumularsi di grasso viscerale all'interno dell'addome ed è una ragione che ritroveremo spesso in questo libro. L'essere umano si è evoluto in un mondo in cui le risorse scarseggiavano ed era difficile "fare provviste", e quindi il nostro organismo ha sviluppato grande efficienza e grande capacità di incamerare energia. La tendenza ad accumulare grasso era una protezione per affrontare senza troppi rischi i giorni in cui non era possibile alimentarsi.

Il grasso addominale è in stretta connessione con la vena porta, che è il principale veicolo di nutrienti al fegato. Esso rappresenta quindi una riserva che permette una rapida fornitura di energia e alimentazione a quest'organo fondamentale, che a sua volta è in grado di smistarli nei vari distretti del nostro organismo.

Ma questo sistema d'emergenza, perfettamente tarato per il mondo primitivo, diventa sovraccarico e si ingorga quando il nostro corpo riceve alimenti errati e in quantità eccessive.

Così il grasso viscerale, aumentando, intossica il fegato, fornendogli troppa energia e nutrienti, cosicché questo, oltre a venir danneggiato, per reazione inizia a produrre tutta una serie di molecole dannose in grado di aumentare l'infiammazione e la coagulazione del sangue. Parleremo meglio di questo in seguito, ma è bene sottolineare subito che è proprio in virtù del malfunzionamento di questo meccanismo che esiste una correlazione molto stretta tra grasso addominale e patologie cardiovascolari, diabete, malattie infiammatorie e altre condizioni legate all'obesità.

È solo negli ultimi anni che i ricercatori hanno iniziato a comprendere la natura complessa del grasso viscerale e a identificare la miriade di molecole che esso produce. A tanta complessità biochimica corrisponde, a ogni modo, una grande semplicità diagnostica. È infatti molto facile capire se abbiamo un'eccessiva quantità di grasso viscerale: basta misurare la propria circonferenza addominale con un semplice metro da sarto, all'altezza dell'ombelico. In piedi, davanti a uno specchio, con la pancia rilassata, senza dilatare il diaframma inspirando e senza stringere troppo il metro, possiamo verificare la presenza di grasso viscerale: la circonferenza addominale non deve assolutamente superare i 102 centimetri nell'uomo e gli 88 centimetri nella donna. Misure al di sopra di questi valori aumentano significativamente il rischio di sviluppare patologie.

Esiste una seconda misura che ci aiuta a valutare la presenza o meno di grasso viscerale ed è il rapporto tra la circonferenza a livello dell'ombelico e quella dei fianchi. Questo rapporto deve essere inferiore a 0,9 negli uomini e a 0,8 nelle donne (vedi grafico nella pagina seguente).

Dal rapporto tra addome e fianchi si determina anche se il sovrappeso è del cosiddetto tipo "a mela", più frequente nei maschi, o "a pera", più femminile. Nella donna infatti gli estrogeni tendono a favorire il depositarsi del grasso su fianchi, glutei e cosce. Ma non è sempre così: dopo la menopausa o nei casi in cui aumentano gli androgeni, come nella sindrome dell'ovaio policistico, il grasso tende anche a depositarsi a livello viscerale, diventando un fattore che favorisce le patologie cardiovascolari.

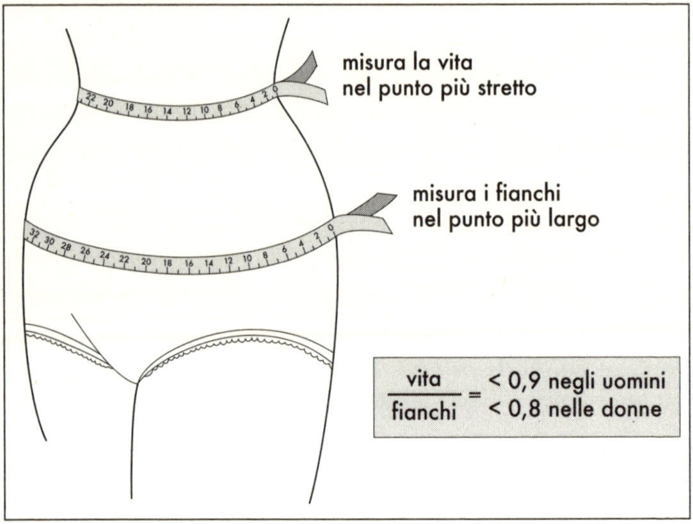

Misurazione del rapporto vita/fianchi

Sotto la pelle

Il grasso sottocutaneo è molto diverso da quello viscerale, anche se spesso sul piano estetico risulta ancora più fastidioso. È quel grasso che riuscite a pizzicare, quello soffice che si trasforma nei temibili "rotoli" sulla pancia quando ci si siede o quando si indossano i pantaloni un po' più stretti. In altre parole è più superficiale, sottocutaneo appunto. Questo particolare tessuto adiposo è frequente nelle donne e si accumula in particolare nella zona dei fianchi, delle cosce e dei glutei, dove spesso si trasforma in cellulite.

La ricerca indica che il grasso sottocutaneo è meno pericoloso per la salute di quello addominale, perché interagisce in modo meno diretto con gli organi interni e con il fegato in particolare. Ma anche in questo caso non si tratta di un tessuto inerte: produce infatti leptina, resistina e altre molecole che, come vedremo meglio in seguito, hanno grande rilevanza nel regolare il nostro metabolismo.

L'odiata cellulite

Non si poteva scrivere un capitolo sul grasso senza parlare del nemico numero uno delle signore. "Cellulite" è uno dei termini medici più noti al grande pubblico, ma paradossalmente non definisce affatto ciò che tante donne hanno su cosce e glutei. In medicina, infatti, con cellulite si intende una grave infiammazione del derma e del tessuto sottocutaneo, che si sviluppa in genere su base infettiva in zone dove la cute è stata precedentemente lesionata. Il trattamento è antibiotico ed è evidente che non si tratta dei poco piacevoli cuscinetti di grasso che tanto ci disturbano quando li notiamo sul nostro corpo. Questi invece si definiscono *dermopannicolopatia edemato-fibro-sclerotica*: un termine, ne conveniamo, troppo complesso e lungo, per cui, per praticità, continueremo anche noi a commettere l'errore di chiamare questo grasso cellulite.

Si stima che la cellulite colpisca il 90% delle donne occidentali e ne comprometta l'estetica a tutte le età. È un problema meno grave sul piano medico, in quanto questo tipo di grasso non è così fortemente connesso con le malattie cardiometaboliche, ma non per questo è meno difficile da gestire. La cellulite infatti è grasso intrappolato in mezzo a tessuto fibroso e sclerotico, dove sangue e linfa scorrono con molta difficoltà, ed è spesso presente anche in persone normopeso. Rimanendo bloccato in questo denso reticolo di tessuti, il grasso non è immesso in circolo per essere utilizzato dalla cellula a scopo energetico e proprio per questo risente poco delle variazioni nutrizionali. Con il tempo l'adipe si indurisce fino a formare dei veri e propri noduli e delle depressioni, che determinano la nota pelle "a buccia d'arancia". All'interno di questo tessuto, in cui la circolazione, l'ossigeno e i nutrienti scarseggiano, si accumulano tossine che possono dare luogo a una vera e propria infiammazione.

Molecole che fanno ingrassare

Abbiamo detto in precedenza che solo una minima percentuale di persone in sovrappeso ha una disfunzione ormonale. Questo non significa che non vi sia una stretta connessione tra ormoni, segnali biochimici e depositi di grasso. Il tema è molto complesso ma cercheremo di renderlo il più semplice possibile. Intanto è bene ricordare che ci sono sostanzialmente due generi di molecole che vengono prodotte in persone in sovrappeso e obese: le prime sono quelle secrete dal tessuto adiposo stesso che, come abbiamo visto, è tutt'altro che inerte; le seconde sono invece quelle prodotte dal fegato in risposta alla sua trasformazione in un tessuto steatosico (grasso) e al flusso costante di tossine che arrivano dall'intestino. Ma andiamo per ordine.

Un tempo il grasso era visto quasi unicamente come un problema di "massa" e ci si preoccupava che un peso eccessivo potesse sovraccaricare il cuore e lo scheletro. Magari fosse solo questo il problema! Oggi le nostre conoscenze sul tessuto adiposo sono notevolmente aumentate, alcuni ricercatori hanno perfino parlato di "grasso metastatico", prendendo in prestito un termine tristemente noto all'oncologia e intendendo con questo il grasso che va a depositarsi in altri tessuti. In genere questo accade quando il tessuto adiposo è già saturo di grasso e così l'adipe "trasloca" e crea danni altrove. La steatosi o "fegato grasso", di cui abbiamo accennato, è un esempio di questo fenomeno. Niente di più e niente di meno che il prelibato *foie gras*, che vuol dire appunto fegato grasso e che si ottiene semplicemente nutrendo a dismisura le anatre o le oche. Buono da portare in tavola alle feste comandate ma certo non un bagno di salute per i pennuti!

Ma la scoperta sicuramente più importante nello studio e delle malattie metaboliche è che il tessuto adiposo è vivo, capace di produrre sostanze biologicamente attive e in grado di sovvertire il nostro metabolismo. Quindi la sua pericolosità è indirettamente data dalla sua quantità ma direttamente dipendente dalla sua capacità di produrre sostanze nocive.

Ci sono tre sostanze che sono particolarmente importanti per comprendere cosa fa il grasso nel nostro organismo. La prima, scoperta nel 1995, è la leptina, proteina capace di regolare l'appetito e la sazietà. Si pensava inizialmente che gli obesi ne fossero carenti e quindi non riuscissero a sentirsi sazi, ma si scoprì successivamente che al contrario ne producono troppa ma poco funzionante, con il medesimo risultato finale di non riuscire a regolare in modo corretto senso di sazietà e fame. Si dice che queste persone siano leptino-resistenti, un fenomeno evidentemente simile all'insulino-resistenza.

L'insulina, prodotta dal pancreas, è l'ormone che serve a far entrare lo zucchero nelle cellule. Il suo cattivo funzionamento, di cui parleremo anche in seguito, è l'effetto di un'altra molecola prodotta esclusivamente dal tessuto adiposo, la resistina, capace di ridurre e bloccare l'azione dell'insulina.

Effetto contrario, ossia di stimolazione della sensibilità insulinica, ha l'adiponectina, prodotta invece in particolare dal grasso sottocutaneo. Sembra dunque non solo che i diversi tipi di grasso siano in grado di produrre molecole differenti ma perfino che ognuno di noi abbia una diversa propensione verso la secrezione di molecole più o meno pericolose. Ciò spiegherebbe come mai persone ugualmente in sovrappeso abbiano una diversa predisposizione a sviluppare determinate patologie.

Recentemente si è scoperto inoltre che il tessuto adiposo è in grado di attirare i macrofagi, cellule coinvolte nelle risposte immunitarie e in grado a loro volta di secernere grandi quantità di resistina, causando quindi una ridotta sensibilità all'insulina. Ma i macrofagi, essendo cellule del sistema immunitario, sono anche alla base di un'aumentata secrezione di molecole infiammatorie. Si è visto che nel tessuto adiposo vengono prodotte molecole che infiammano i tessuti e rendono il sangue più denso e propenso a coagulare. Inoltre nel grasso vi sono concentrazioni molto elevate di aromatasi, un enzima che converte gli ormoni maschili in femminili. Questo comporta nella donna un eccesso di estrogeni, con il rischio di stimolare troppo i tessuti sensibili come il seno, e nell'uomo una vera e propria inversione dei rapporti tra ormoni maschili e femminili.

Gli adipociti, le cellule del tessuto adiposo che nella persona in sovrappeso sono troppe (iperplastiche) e troppo gonfie di grassi (ipertrofiche), rilasciano inoltre in circolo enormi quantità di acidi grassi. Questi stimolano il pancreas a produrre insulina, cosa che a sua volta aumenta l'accumulo di grasso invece di stimolarne il rilascio.

Insomma, ci troviamo di fronte a un circolo vizioso in cui l'alterazione del controllo metabolico e infiammatorio è pressoché totale ed è solo questione di tempo prima che il grasso in eccesso crei dei danni seri.

A situazioni complesse si deve rispondere con strategie altrettanto complesse e articolate se si vuole vincere non solo una battaglia, ma la guerra a lungo termine. Le decine di tonnellate di cibo che ingeriamo nel corso di una vita passano nel tratto gastrointestinale, che è il territorio in cui iniziano tutti i processi di assorbimento e di smaltimento dei nutrienti.

Che abbia un ruolo metabolico più importante di quello che gli abbiamo finora attribuito?

Molto più che un semplice tubo

Ancora oggi in medicina predominano visioni molto meccaniche o addirittura idrauliche della fisiopatologia. Si pensa, ad esempio, che l'infarto dipenda da un semplice "tappo" che occlude le coronarie, che il cuore sia una banale pompa simile a quella che usiamo per gonfiare un canotto e che il tubo digerente sia solo un canale che permette al cibo di scivolare nel corpo, rilasciare i nutrienti e uscirne infine ingloriosamente sotto forma di feci. Sebbene queste semplificazioni possano essere a volte utili, quando diventano così onnipresenti da sostituirsi alla complessità reale del nostro organismo diventano un ostacolo, finendo con il permeare anche il pensiero del medico fino a ridurre ai minimi termini il suo operato.

Considerare il tratto gastrointestinale alla stregua di un semplice "tubo" è una semplificazione estrema che non rende giustizia delle sue complesse funzioni. Queste comprendono la digestione del cibo e l'assorbimento dei nutrienti, la detossificazione e lo smaltimento dei rifiuti. Di fatto l'intestino, pur essendo anatomicamente un tubo, è in realtà una barriera che funge da filtro tra l'esterno e l'interno del nostro corpo. Connesso alle due estremità con l'esterno, il tratto gastrointestinale deve, in altre parole, far passare nel sangue ciò che ci serve ed espellere ciò che ci danneggia.

Quando questa capacità viene meno si parla di "intestino permeabile" o "*leaky gut*", come dicono gli americani, una condizione che sembra essere associata con molte patologie di origine infiammatoria, come la psoriasi e l'artrite.

Se l'intestino è come un "colabrodo" e non è in grado di respingere adeguatamente le sostanze nocive, molte tossine e molecole capaci di attivare il sistema immunitario entrano in circolo e bombardano il fegato, a cui arriva tutto ciò che passa attraverso la parete intestinale. Il fegato così compromesso funge da detonatore per molte patologie su base infiammatoria, obesità compresa.

La funzione dei batteri

Nell'intestino alberga poi una quantità smisurata di ospiti invisibili, silenziosi ma costantemente attivi: i batteri. Questa massa di microrganismi è definita oggi dagli scienziati come un vero e proprio ecosistema, formato da una varietà enorme di specie che, assieme alla mucosa intestinale, forma una potente barriera di difesa immunitaria. Si stima che l'insieme dei batteri che ognuno di noi ospita nel proprio intestino possa coprire una superficie di 250-400 metri quadrati.

Quando la composizione dell'ecosistema gastrointestinale è bilanciata, il corpo trae i massimi benefici in termini di protezione immunitaria, di salute e di efficienza metabolica. Il problema è che si tratta di un ecosistema estremamente delicato, messo costantemente in pericolo da innumerevoli fattori, tra cui l'alcol, gli alimenti raffinati, lo stress e i farmaci (antibiotici in testa). I microrganismi distribuiti lungo il tratto gastrointestinale hanno un ruolo essenziale nel modulare l'assorbimento dei nutrienti ingeriti con il cibo e alcune delle nostre caratteristiche metaboliche dipendono proprio dalla nostra personalissima miscela di batteri intestinali.

A una base comune di 57 specie di batteri, ognuno di noi aggiunge un mix proprio e individuale. Sembra perfino che il dna dei microrganismi (chiamato collettivamente *microbioma*) sia in grado di interagire con il nostro codice genetico, permettendo un altro livello di regolazione epigenetica o in altre parole contribuendo a decidere quali geni verranno accesi e quali spenti.

Gli studi più recenti in biologia molecolare si sono concentrati sui complessi rapporti tra il microbioma e la fisiologia dell'organismo che li ospita. È così che si è scoperto che in alcune malattie, come l'obesità e il diabete, la flora batterica intestinale gioca un ruolo importante nella genesi della patologia, e quindi anche nella sua eventuale prevenzione. Sembra che parte di questi effetti si esercitino grazie a un'interazione tra i batteri e il sistema nervoso che circonda l'intero apparato gastrointestinale. Va ricordato che l'intestino è chiamato il "secondo cervello" proprio per via dell'immensa rete di nervi che lo connette con il sistema nervoso centrale. Non a caso gli antichi ritenevano che le sedi delle emozioni fossero il cuore e la pancia, entrambi strettamente connessi con il cervello e dunque soggetti a profonde variazioni con il mutare delle nostre emozioni. I batteri sono in grado di produrre sostanze infiammatorie che non agiscono solo sulla parete dell'intestino ma anche sui nervi e da lì sul cervello. Il microbioma è in grado perfino di influenzare il metabolismo nutrizionale, con conseguenze sulle riserve energetiche e quindi sull'accumulo di grasso. In pratica, abbiamo nel nostro intestino un organismo batterico aggiuntivo che può funzionare bene proteggendoci o funzionare male contribuendo a farci ammalare e perfino ingrassare.

Un intestino sano aiuta a dimagrire

Dalla ricerca emergono dunque sempre più dati che confermano la complessità delle patologie metaboliche e del sovrappeso. Per esempio, si sa da tempo che il colon delle persone che soffrono di molti chili in eccesso è generalmente più lungo di quello dei soggetti normali. Questo si traduce in una maggiore capacità di assorbire energia e spiega in parte perché molte persone in sovrappeso o obese non mangino di più rispetto a persone normopeso.

Si potrebbe dunque pensare che le persone che tendono a ingrassare abbiano un ecosistema batterico intestinale sfavorevole, tendente a infiammare i tessuti e a peggiorare l'efficienza metabolica. Questo ecosistema potrebbe svilupparsi già nei primi anni di vita e portare col tempo a una predisposizione all'accumulo di grasso.

La relazione causa-effetto tra grasso in eccesso, salute dell'intestino e una flora batterica alterata non è ancora del tutto chiara, ma è certo che la presenza di un esercito di nemici dentro l'intestino può rendere la perdita di peso molto difficoltosa. L'obesità e il sovrappeso si combattono quindi anche a partire dalla salute intestinale.

Parte Seconda

PERCHÉ INGRASSIAMO?

Una fame da morire

Erano le 3.45 di una fredda notte d'inverno. Carolina era andata a letto presto perché si sentiva stanca. Aveva cenato alle sette e mezza, mangiando parecchio, ma come ogni sera aveva dovuto mandare giù qualche biscotto e uno yogurt dopo un paio d'ore, perché aveva di nuovo un buco nello stomaco. Le capitava ormai da anni di avere fame ogni due o tre ore. Si sentiva improvvisamente in balia della necessità irrefrenabile di cibo, a cui riusciva a resistere con sempre maggiori difficoltà. Era proprio questa fame costante e incontrollabile ad aver portato Carolina a prendere, nel giro di qualche anno, ben 15 chili. Non si spiegava come fosse possibile: mangiava sempre di più e aveva sempre meno autonomia. Le sembrava di essere schiava del cibo e aveva bisogno di dosi sempre maggiori: sempre più zuccheri, sempre più cibi salati. Insomma, una vera e propria dipendenza. E ora, in piena notte, si era alzata, era scesa in cucina, aveva acceso la luce e aperto il frigo.

Sono in molti a trovarsi in queste condizioni. Ma quali sono le cause di questa perdita di controllo? Che cosa provoca la rottura del dialogo tra cibo, cervello e comportamento?

Per capirlo è necessario soffermarsi sulla regolazione della fame e della sazietà, visto che è proprio il malfunzionamento di questi meccanismi una delle cause del comportamento alimentare errato.

Quando una mosca si posa su del cibo si attiva un segnale nervoso che stimola l'insetto a ingerirlo. Allo stesso modo, quando lo stomaco della mosca è pieno il segnale cambia e diventa inibitorio, bloccando l'assunzione di altri alimenti. Se si tagliano le connessioni nervose che partono dallo stomaco, i segnali inibitori non si attivano e la mosca mangia fino a quando il suo stomaco letteralmente esplode, causandone la morte. Si tratta di un meccanismo semplice e diretto, che non lascia molto spazio a errori alimentari: la mosca mangerà fino alla raggiunta sazietà e poi un semplice segnale nervoso interromperà l'assunzione di cibo.

Ovviamente noi esseri umani, così come molti altri animali, siamo più complessi delle mosche e possiamo decidere che cosa, quando e quanto mangiare. Siamo dotati di un meccanismo molto più sofisticato e certamente meno meccanico di regolazione della nutrizione, che lascia molto spazio, nel bene e nel male, alle scelte individuali e a comportamenti la cui regolazione avviene a molti livelli, alcuni dei quali consci, altri no. Alla base delle nostre scelte nutrizionali c'è una rete di circuiti nervosi che connette organi periferici (in particolare del tratto gastrointestinale) a molteplici regioni del cervello. Queste zone del cervello deputate alla regolazione dell'appetito non ricevono impulsi solo attraverso i nervi ma anche tramite una serie di molecole e di ormoni. In questo viavai di molecole e impulsi nervosi sono coinvolte anche le aree più antiche del cervello, come il sistema limbico e il midollo allungato, che in generale funzionano al di fuori del nostro controllo cosciente. La corteccia cerebrale può in teoria monitorare queste aree gerarchicamente meno importanti, ma il cervello funziona in modo integrato ed è sostanzialmente impossibile determinare se un'area sta direttamente controllandone un'altra o viceversa. In altre parole, non possiamo essere sicuri che sia sempre la nostra corteccia cosciente e razionale a regolare il nostro appetito o, al contrario, il primordiale e impulsivo sistema limbico, mosso esclusivamente da piacere ed emozioni e non certamente da valutazioni salutistiche. In più, essendoci noi umani evoluti in un mondo originariamente povero di cibo, siamo programmati per mangiare, non per contenerci.

Un meccanismo delicato

Il nostro comportamento alimentare viene regolato dagli effetti opposti ma complementari di due sensazioni: appetito e sazietà. L'equilibrio tra queste due condizioni determina non solo quanto mangiamo ma anche quando decidiamo di alimentarci e il tipo di cibo che privilegiamo.

L'interazione tra cervello e tratto gastrointestinale inizia addirittura prima che il cibo venga ingerito, in quanto la visione, l'odore o anche il solo pensiero di un alimento possono scatenare una serie di reazioni che hanno l'obiettivo di preparare l'organismo all'arrivo del cibo e dei nutrienti in esso contenuti. La classica acquolina in bocca, insomma.

Vista l'assoluta importanza che l'assunzione di cibo ha per la sopravvivenza, esistono svariati meccanismi di regolazione di questi delicati equilibri e qui, per semplicità, ci soffermeremo solo su alcuni di essi.

La colecistochinina (CCK) è stata la prima molecola di regolazione della sazietà a essere scoperta all'inizio degli anni Settanta. Viene prodotta dall'intestino e dal cervello e manda un segnale che fa cessare l'assunzione di cibo ma non ha alcuna influenza sulla frequenza dei pasti.

È possibile quindi che un'alterazione di questo segnale possa portare a ingrassare eccessivamente, tuttavia un aumento della CCK non porta a una perdita di peso costante.

La grelina invece è prodotta dallo stomaco e ha un'azione di stimolazione dell'appetito. La sua produzione è dunque massima nel digiuno.

Tuttavia, la molecola certamente più studiata negli ultimi anni è la già citata leptina, prodotta dal tessuto adiposo e in grado di regolare appetito e grasso corporeo in maniera più stabile rispetto alla CCK. In altre parole, la leptina indica al cervello che le riserve di grasso sono sufficienti e che quindi si può ridurre l'introito di cibo. Ciò nonostante nelle persone in sovrappeso sembrano esserci livelli molto alti di leptina, forse proprio perché l'organismo diventa insensibile alla sua azione.

Alcuni cibi sembrano avere un effetto deleterio sui meccanismi di regolazione che dipendono da questa molecola. Il fruttosio, per esempio, se usato in grandi dosi come dolcificante (e quindi non quando è contenuto naturalmente nella frutta), causa aumento dei trigliceridi, fegato grasso e un malfunzionamento proprio della leptina. È probabile che effetti simili siano causati anche dall'uso massiccio di altri zuccheri semplici. La parte più complessa della regolazione della fame avviene però nel cervello. Vediamo perché.

L'origine dell'impulsività alimentare

Per quanto possiamo illuderci di essere "multitasking", non possiamo svolgere un numero illimitato di azioni in parallelo. Ogni azione prevede una scelta che comporta inevitabilmente l'esclusione di un'altra opzione. A seconda dei livelli di fame e di sazietà, l'assunzione di cibo verrà dunque preferita o meno ad altri comportamenti e azioni, in una sorta di classifica delle priorità del nostro organismo. In sostanza, una serie complessa di impulsi che arriva dal tratto gastrointestinale, dalle riserve energetiche del tessuto adiposo, dal pancreas che regola la glicemia e dal fegato che immagazzina e smista i nutrienti bersaglia varie zone del cervello e determina quale tipo di comportamento prevarrà.

Il sistema nervoso è coinvolto però a molteplici livelli. Come abbiamo visto prima, sono importanti nella regolazione del comportamento alimentare le zone più profonde e antiche, quelle legate ai comportamenti automatici e istintivi. Allo stesso modo entrano in gioco anche le zone emotive e quelle che fungono da collegamento con il sistema endocrino, come l'ipotalamo, e che gestiscono la complessa comunicazione tra ormoni e ghiandole. Ma è anche coinvolta la corteccia, la parte razionale e cosciente del nostro cervello, che infatti ci permette di decidere di non mangiare anche quando i segnali corporei ci suggeriscono un comportamento opposto. In altre parole, si può innescare un circolo vizioso di perdita di controllo dell'appetito in cui siamo dominati da segnali biochimici e da aree del cervello che puntano alla soddisfazione attraverso comportamenti impulsivi, oppure viceversa è possibile riprendere il controllo potenziando l'azione della corteccia e della razionalità. Il problema è che non sempre la corteccia è in grado di scavalcare le risposte impulsive e di bloccarle, mentre è molto più facile che stimoli istintivi vengano letti dal corpo come segnali d'emergenza che richiedono una risposta comportamentale rapida e svincolata dal ragionamento razionale.

Nella maggior parte dei casi la fame costante e il mancato controllo del comportamento alimentare sono pertanto espressione della parte istintiva del cervello, che prende il sopravvento. A causare questo "stallo della volontà" sono le costanti ed eccessive stimolazioni della vita moderna, che innalzano il livello di stress, confondendo l'organismo e facendo percepire come un'emergenza la necessità di ingurgitare sempre più cibo.

La presenza costante di cibo attorno a noi e la presenza altrettanto continua di fonti di stress psicologico ci logorano lentamente.

Entrambi i fattori rappresentano una rottura radicale rispetto al mondo originario per cui siamo stati disegnati dall'evoluzione. Un mondo in cui il cibo era scarso e lo stress raro e solo di natura fisica.

Lo stress ci fa ingrassare

«Le verdure mi fanno schifo!» urlò Michele scappando dalla cucina. «A me di più!» disse Sara allontanando il piatto. "Per fortuna che Fabio non protesta ancora" pensò Giulia. Michele aveva 5 anni, Sara 7 e Fabio 2.

Giulia avrebbe compiuto 35 anni a novembre, ma se ne sentiva almeno 20 di più. Aveva sempre voluto avere dei figli e così, dopo la laurea in lettere e il matrimonio, li aveva attesi con ansia. Certo non si aspettava che tre figli e un marito fossero così impegnativi. La giornata iniziava prestissimo e sembrava non finire mai. Tra le mille incombenze quotidiane – fare la spesa, cucinare, accompagnare i bambini in giro, tenere la casa in ordine e fare le lavatrici – le sembrava di non avere nemmeno il tempo per pensare. Non aveva mai voluto avere un aiuto a casa, salvo una signora per stirare, perché, tutto sommato, quello era il suo lavoro. Suo marito aveva un negozio molto conosciuto in città, i soldi non mancavano e lei aveva consapevolmente deciso di dedicarsi alla famiglia e ai figli. "Sono una casalinga" si diceva "e quindi mi devo arrangiare da sola." Raramente Giulia si fermava a pensare a come si sentiva, ma ogni tanto le capitava di guardarsi allo specchio e di notare i cambiamenti. Le spalle erano sempre più curve, la pelle più pallida, le vene sulle gambe più evidenti, i capelli più sottili, le occhiaie scure sempre presenti e, soprattutto, uno strato di grasso che non aveva mai avuto, e che la infastidiva molto, aveva avvolto pancia, fianchi e glutei.

Giulia venne da me perché suo marito l'aveva convinta che era arrivato il momento di prendersi cura di se stessa. Un po' mi stupii, perché solitamente accade il contrario: è la moglie che spinge il marito. Pensava che le dessi una dieta ipocalorica in cui pesare tutto e per questo si era già comprata la bilancia da cucina. Invece le chiesi di raccontarmi per filo e per segno la sua vita, partendo da una giornata tipo.

Giulia si svegliava in genere alle sei per preparare la colazione per tutta la famiglia. Alle otto meno un quarto usciva di casa con la macchina e accompagnava Sara a scuola. Poi lasciava Michele all'asilo, faceva un po' di spesa e tornava a casa con Fabio. Erano ormai quasi le dieci quando cominciava a occuparsi della casa. C'era da pulire la cucina, rifare i letti, caricare la lavatrice e, almeno due volte alla settimana, dare una ripassata all'intero appartamento. Un lavoretto da almeno tre ore, Fabio permettendo. Per fortuna Michele e Sara mangiavano a scuola, ma doveva comunque pensare al pranzo per sé, Fabio e suo marito Federico. Dopo pranzo c'era appena il tempo per sistemare la cucina, bere un caffè ed era già arrivato il momento di muoversi per andare a prendere i bambini. Due volte alla settimana, dopo la scuola, Sara aveva danza e Michele andava in piscina, in due posti ad almeno venti minuti di macchina l'uno dall'altro. Fabio viaggiava sempre con lei e ogni tanto Giulia si sentiva in colpa perché le sembrava di non dedicargli abbastanza tempo. Con tutti questi impegni, l'ora di cena arrivava sempre troppo in fretta e c'era molto da preparare, visto che erano in cinque a sedersi a tavola. Poi di nuovo la cucina da sistemare, questa volta con un po' di aiuto da parte di suo marito, e poco dopo c'era da mettere a letto i bambini. Il bagno per uno, la doccia per l'altra, i denti e il pigiama per tutti. Arrivava così esausta alla fine della giornata. Il suo problema era fondamentalmente uno: sottostimava che essere mamma e casalinga significa in realtà avere due o tre lavori in parallelo, non conoscere orari e non andare mai in ferie!

Le suggerii di regalare la bilancia a qualcun altro, perché sarebbe stata solo uno stress aggiuntivo. «Immagini se con i bambini e le mille cose da fare dovesse ogni volta pesare tutto» le spiegai. Si sentì sollevata, ma ancora non capiva che cosa avrei fatto per lei. Le chiesi se mi avrebbe ospitato per un giorno a casa sua, promettendo che non sarei stato d'intralcio, ma che anzi le avrei dato una mano. Si mise a ridere, ma quando le spiegai che intendevo aiutarla a cambiare la gestione del suo tempo perché lo stress era ciò che la stava facendo ingrassare, accettò di buon grado. Le spiegai che lo stress ci fa produrre grandi quantità di un ormone, il cortisolo, che distrugge i muscoli, aumenta la glicemia e fa accumulare grasso. È un ormone dell'emergenza, utile solo per brevi periodi e dannoso quando costantemente presente, come succede a molti di noi oggi.

La giornata con Giulia fu esattamente come me l'aveva descritta e arrivai alla sera anch'io, come lei, completamente esausto. Presi nota di tutte le cose che andavano cambiate nella gestione del tempo, nella suddivisione dei compiti tra lei e il marito, nell'educazione alimentare dei bambini e complessivamente nell'alimentazione di tutta la famiglia. Per quanto mangiassero praticamente sempre a casa, l'alimentazione era pessima, soprattutto in conseguenza della mancanza di tempo e della poca voglia di Giulia di cucinare. Troppo spesso venivano portati a tavola cibi precotti, surgelati, cucinati al microonde. E non veniva fatto che qualche sporadico sforzo per contrastare quell'odio che i bambini avevano per le verdure, mettendo a rischio anche la loro salute futura. Insomma c'era molto da cambiare, come in molte delle famiglie di oggi. Qualche giorno dopo ci ritrovammo, con Giulia e con Federico, e a questo punto spiegai loro i problemi e le soluzioni che proponevo. Non fu una discussione facile, ma accettarono i miei consigli.

In primo luogo avevo preparato loro una lista di alimenti consentiti, che avrebbero reso la spesa più semplice e divertente. Erano tutti alimenti sani, che potevano essere introdotti regolarmente. Poi preparai uno schema giornaliero di suddivisione degli alimenti. Non doveva essere seguito rigidamente, ma serviva come base per spiegare le proporzioni corrette tra grassi, proteine e carboidrati. Sulla base della lista degli alimenti e delle varie combinazioni consentite provammo a comporre insieme un programma alimentare settimanale.

Cercammo di coinvolgere anche i bambini in questo processo, in modo da renderli parte attiva nel cambiamento. Si decise che avrebbero aumentato l'introito di verdure iniziando con delle centrifughe da bere a colazione. Consigliai poi a Giulia e Federico di sfruttare le vacanze di Natale per andare in un resort tutti assieme e fare un corso di cucina, di tecniche di rilassamento e dell'attività fisica. Ci sono ormai molti alberghi che propongono questi pacchetti, che permettono di trasformare le solite vacanze in un'occasione per riprendere il controllo della propria salute. Quello che avrebbero appreso poteva poi rientrare nelle loro attività nei weekend o, anche in piccole dosi, nel corso della giornata.

Insegnai poi alla famiglia l'importanza delle micropause, pochi secondi di respirazione addominale e pensiero positivo, che sono in grado come uno scoglio di spezzare l'onda continua dello stress. Seduti in una posizione comoda, con gli occhi chiusi, qualche respiro profondo con l'addome, un'immagine positiva nella mente e una frase rasserenante da ripetere sono più che sufficienti se ripetuti varie volte nel corso della giornata. Chiesi poi a Federico di dare una mano in casa perlomeno nel giorno di chiusura del negozio, magari accompagnando i bambini a scuola in modo da lasciare a Giulia qualche attimo di relax in più. Decidemmo infine di fare un prelievo del sangue e una serie completa di test a Giulia e Federico, in modo da consentire una prescrizione personalizzata di integratori nutrizionali con l'obiettivo di correggere eventuali carenze o squilibri metabolici più complessi.

La famiglia, bambini inclusi, sembrava entusiasta di cominciare. Ci demmo appuntamento per i primi di febbraio, dopo due mesi e mezzo di "cura" e dopo le vacanze di Natale, che avrebbero dato una brusca accelerata al cambiamento.

Quando tornarono da me non credevo ai miei occhi: erano andati molto oltre le migliori aspettative. I genitori avevano perso peso ed erano più tonici, meno stanchi; i bambini erano più calmi, meno litigiosi e mi dissero che avevano fatto molti passi avanti nell'aiutare in casa, nel tenere in ordine e nel mangiare in modo corretto senza lamentarsi troppo. Erano stati responsabilizzati e avevano risposto positivamente alla sfida. Le giornate per Giulia erano sempre intense e lunghe ma non si sentiva più in balia di una mareggiata. Ora le sembrava di avere il controllo della sua imbarcazione anche quando il mare era mosso. Non era cambiata tanto la sua vita, quanto la percezione che ne aveva. Era stata molto ligia nel seguire il regime di micropause e anche nel fare almeno un paio di volte alla settimana un po' di tai-chi e di esercizio fisico. Insieme sfruttavano meglio il weekend, per rallentare il ritmo e recuperare dalle fatiche della settimana. Coinvolgendo di più i bambini nelle scelte alimentari e non, erano diventati meno succubi dei loro capricci.

Andare in tilt

In termini tecnici, questa famiglia era riuscita con successo a ridurre il proprio *carico allostatico*, ossia l'accumulo di fatica e stress che costringe mente e corpo in una perenne condizione di allarme, detta *ipervigilanza*. Uno stato che stimola, tra le altre cose, l'accumulo di grasso.

Il concetto di carico allostatico è entrato a far parte di molta ricerca nel campo delle patologie dell'invecchiamento e del metabolismo, sovrappeso incluso. Ogni organismo possiede infatti la capacità di adattare il proprio aspetto fisico, la propria fisiologia e perfino i propri comportamenti in risposta all'ambiente in cui si trova a vivere. Negli esseri umani questi "aggiustamenti" avvengono sia su base quotidiana, sia stagionale, ma anche in maniera molto più lenta, nelle varie fasi della vita, a seconda dei parametri presi in considerazione.

Questo processo di costante adattamento su diversa scala temporale e con il coinvolgimento di vari distretti dell'organismo viene definito *allostasi*, che letteralmente significa "stabilità attraverso il cambiamento". Ma questo sistema di regolazione e compensazione può essere messo in difficoltà quando le richieste che provengono dall'ambiente sono troppo frequenti o troppo intense, in altre parole quando le esigenze ambientali superano le nostre capacità di adattamento. In questo caso si parla di carico allostatico, cioè di un accumulo di richieste non più gestibili da parte del nostro organismo. Il principale centro di regolazione dell'adattamento, e dunque anche il primo ad andare in tilt, è proprio il sistema nervoso centrale, ossia il cervello. Ed è sempre il cervello che è in grado di tradirci e favorire l'accumulo di grasso, oppure di stare dalla nostra parte e aiutarci a perdere peso.

Molto vigili ma poco soddisfatti

La vera causa di molte patologie moderne, tra cui sovrappeso e obesità, è quindi il sovraccarico a cui è sottoposto il nostro cervello, che spesso versa in una condizione permanente di "ipervigilanza" e "iposoddisfazione". Insomma, siamo troppo tesi e spesso profondamente scontenti: una situazione emotiva lontanissima da quella di bassa tensione e grande soddisfazione a cui era abituato l'uomo primitivo.

Prima dell'era moderna, infatti, la vita era estremamente prevedibile. I nostri antenati vivevano in piccoli gruppi, nei quali i singoli individui si conoscevano a fondo. I legami interpersonali erano dettati dalle necessità primarie della sopravvivenza (cibarsi, proteggersi dai nemici): non vi erano altre aspettative. Altro che essere frustrati: era già tanto arrivare vivi alla fine della giornata! Le regole erano poche e chiare e il loro rispetto era nell'interesse di tutta la comunità. I rapporti erano basati sulla fiducia reciproca, uno stato d'animo dai profondi e positivi risvolti neuro-fisiologici ed emotivi.

Con questo non si intende certo affermare che quel mondo fosse migliore di quello attuale, ma è un dato di fatto che le condizioni alle quali ci siamo adattati e il mondo in cui ci siamo evoluti fossero completamente diversi rispetto a ciò che ci circonda oggi.

È in quel contesto che si è sviluppata la cosiddetta *risposta da stress*: un insieme di specifiche reazioni biochimiche e neurologiche che permette di ottimizzare la risposta a un pericolo imminente dando vita a ciò che in inglese viene detto *fight or flight*, ossia il combattimento o la fuga. In altre parole ci siamo adattati a un mondo in cui prima di tutto era fondamentale sapere scappare da un leone, ripararsi da un uragano, essere bravi a cacciare e combattere. Le capacità di interazione sociale erano solo di secondaria importanza. Gli episodi che innescavano la risposta da stress nel mondo primitivo rientravano nella logica della sopravvivenza e in quanto tali erano prevedibili e simili nel tempo. Le soddisfazioni venivano da molte piccole cose: un pasto, il calore del fuoco, la tribù, il contatto con la natura. Ogni individuo doveva possedere molteplici capacità, poiché i lavori e le abilità richieste erano diversi (la caccia, la pesca, la costruzione di utensili, di ripari ecc.).

Con l'ingrandirsi delle comunità e lo sviluppo della società industriale si è venuto a creare un contesto diametralmente opposto a quello primitivo. I lavori e le competenze sono divenute sempre più specialistiche mentre, al contrario, le interazioni tra gli individui si sono allargate, instaurandosi così in gran parte tra persone con scarsi livelli di fiducia reciproca. Paradossalmente, la risposta da stress originaria deve essere continuamente bypassata: ci troviamo tutti infatti a mettere più e più volte al giorno la nostra vita nelle mani di emeriti sconosciuti: quando saliamo, sull'autobus, in taxi, in aereo; quando andiamo in ospedale; quando ci aspettiamo che l'automobilista si fermi per farci attraversare la strada. Oggi i pericoli non sono quasi mai naturali, ma creati dai nostri simili (incidenti, errori umani, violenza ecc.) e sono più frequentemente di tipo psicologico (aspettative, rapporti interpersonali, frustrazioni emotive) che fisico. Il traffico, gli enormi edifici, i rumori e le luci delle grandi aree urbane inducono un costante stato di ipervigilanza, in quanto tengono attivi i nostri recettori di pericolo senza dare loro modo di spegnersi anche quando un vero pericolo non è all'orizzonte.

Eravamo biologicamente tarati per cercare soddisfazioni piccole e brevi tramite esperienze che eccedevano spesso le nostre aspettative. Ora siamo alla ricerca di sogni impossibili, di soddisfazioni a lungo termine che però vengono costantemente frustrate da una realtà sempre più complessa e fondamentalmente deludente. Le sorgenti di soddisfazione diventano così sempre meno e le poche rimaste devono essere in grado di produrre risposte biochimiche forti tanto quanto quelle a cui siamo "programmati" sul piano evolutivo. Perché in fondo siamo esseri alla ricerca di piacere.

Dallo stress alla patologia

Ipervigilanza e iposoddisfazione sarebbero dunque la causa di uno stress sempre meno gestibile, di un logorio costante dell'organismo nel continuo tentativo di convivere con una situazione a cui, da un punto di vista biologico, non può adattarsi. Così si spiega come lo stress possa generare molte delle malattie del mondo moderno, tra cui aterosclerosi, malattie cardio e cerebrovascolari, cancro, sindrome metabolica, diabete, grasso in eccesso e obesità, ma anche depressione, ansia e dipendenze. Dati dell'Organizzazione mondiale della sanità (OMS) indicano come il 20% della popolazione sia affetta da ipertensione e il 95% dei casi di ipertensione arteriosa possa essere definito *essenziale*, ossia senza un danno organico che la giustifichi. Numerosi studi hanno evidenziato come la prevalenza dell'ipertensione sia maggiore del 40% tra gli afroamericani rispetto ai bianchi. La ragione di questa differenza è stata spesso messa in relazione a fattori genetici, anche se i familiari africani dei neri americani non sembrano essere stati affatto ipertesi. Sembrano invece essere maggiormente colpite dall'ipertensione e dalle sue nefaste conseguenze (come la malattia coronarica, l'ictus e l'aterosclerosi) le fasce più povere e disagiate della popolazione, quelle cioè esposte a livelli più elevati di stress. A ulteriore dimostrazione del fatto che le condizioni di vita sono molto più determinanti della genetica.

La medicina fa fatica a spiegare fenomeni come l'ipertensione essenziale, perché attribuisce la causa di ogni malattia a qualche difetto o malfunzionamento. Si tratta spesso invece di un'errata risposta del sistema nervoso che, prevedendo un rischio, allerta l'organismo mettendolo in una condizione di ipervigilanza.

I livelli di vigilanza, che sono estremamente bassi nel feto e nel neonato, iniziano ad aumentare sin da quando il piccolo viene affidato alla cura di persone diverse dalla madre. Alcuni decenni fa questo passaggio avveniva solo con l'inizio della scuola, a circa sei anni, ma ora si verifica già a pochi mesi, date le esigenze delle madri che lavorano. La pressione arteriosa è stabile con una media di circa 100 mmHg fino a quando il bambino esce dall'esclusività delle cure materne. A quel punto, già nel primo anno di vita, inizia una continua crescita dei livelli pressori, che porta il 50% dei diciassettenni ad avere una pressione sistolica superiore a 130 mmHg e il 20% superiore a 140 mmHg.

Il fatto che sia l'allontamento della madre a causare l'ipertensione è confermato da dati ormonali derivati da test su ratti ed esseri umani che, se allontanati dalla mamma, hanno un aumento consistente (fino a otto volte) del cortisolo, il principale ormone coinvolto nella risposta da stress.

Sapore di sale

L'aumento della pressione è una risposta fisiologica necessaria (anche se dannosa) a un ambiente che richiede livelli di vigilanza più elevati del normale. Ma c'è di più. I circuiti nervosi che segnalano la necessità di aumentare la pressione arteriosa sono gli stessi che stimolano il desiderio verso i cibi salati, forniti in abbondanza dall'industria alimentare. Non è quindi un eccesso di sale a priori a provocare l'ipertensione ma un eccessivo *desiderio* di sale, che viene puntualmente soddisfatto dalle caratteristiche dell'alimentazione moderna. Spesso quegli stessi cibi supersalati contengono altri ingredienti dannosi che ci fanno ingrassare.

In una persona giovane una diminuzione dei livelli di vigilanza e tensione può permettere una regressione completa di questo processo. Ma se questo errato adattamento continua negli anni, l'ipervigilanza provoca trasformazioni anatomiche a carico della muscolatura delle arterie, che si ispessiscono e si irrigidiscono, rendendo difficile un ritorno della pressione arteriosa ai valori corretti. Questa dunque non aumenta a causa di un malfunzionamento dei sistemi regolatori ma di una loro iperstimolazione, indotta dallo stile di vita che conduciamo. Per questo nelle società preindustriali l'ipertensione è sostanzialmente inesistente. L'esposizione frequente a paura, sospetto, sfiducia, tensione, violenza psichica, rumore, traffico, luci e altri agenti stressanti tipici della nostra società crea una memoria neurofisiologica che condiziona lo stato di vigilanza, innalzandolo e causando di conseguenza una serie di modifiche fisiopatologiche, tra cui l'aumento della pressione arteriosa. Questa poi provocherà a sua volta l'ispessimento e l'irrigidimento delle arterie e l'instaurarsi delle patologie menzionate precedentemente. Non c'è nessun meccanismo difettoso, nessuna misteriosa causa dell'ipertensione essenziale. È una risposta prevedibile alle nostre condizioni di vita anormali.

I chili di troppo dovuti a stress e insoddisfazione

Il sovrappeso e l'obesità si sviluppano in genere nel contesto di quella che oggi viene chiamata *sindrome metabolica,* una costellazione di patologie che comprende diabete, intolleranza al glucosio, livelli elevati di insulina e di colesterolo, obesità viscerale, ipertensione, aterosclerosi e ipercoagulabilità del sangue.

La sindrome metabolica (vedi la tabella alla pagina seguente) provoca una cascata di pericolosi danni che, anche in questo caso, sono più comuni nelle fasce sociali povere ed esposte a maggiori difficoltà socioeconomiche. E, come per l'ipertensione, anche per la sindrome metabolica l'incidenza è in rapida crescita proprio nei bambini. Ma come si spiegano questi fenomeni secondo i criteri della medicina classica?

Se è vero che consumiamo di meno a causa della nostra sedentarietà, non dovrebbe essere per tutti noi automatico ridurre l'introito calorico? Se è vero che il corpo tende all'equilibrio e quindi anche al mantenimento del peso, perché invece succede esattamente il contrario?

Anche in questo caso non occorre cercare un organo danneggiato per comprendere questi fenomeni. I segnali legati alla condizione di ipervigilanza, che comprendono un'aumentata secrezione di cortisolo, aumentano non solo il desiderio di sale, ma anche di carboidrati e grassi, nutrienti necessari a fornire il carburante per sostenere

Patologia	Significato	Come si diagnostica
Diabete	*Elevato glucosio ematico con complicanze in molti distretti*	*Esami del sangue di glicemia, curve da carico, glicemia post-prandiale ed emoglobina glicata*
Intolleranza al glucosio	*Rapido ed eccessivo aumento della glicemia in risposta all'introduzione di zuccheri*	*Esami del sangue di carico di glucosio, glicemia post-prandiale ed emoglobina glicata*
Iperinsulinemia	*Eccesso di secrezione di insulina da parte del pancreas nel tentativo di abbassare il glucosio ematico*	*Determinazione insulina a digiuno e insulina post-prandiale tramite esami del sangue*
Dislipidemia	*Alterazione del profilo lipidico con aumento del colestrolo totale, delle LDL e dei trigliceridi e diminuzione delle HDL*	*Proflio lipidico tramite esami del sangue*
Obesità viscerale	*Aumento del tessuto adiposo viscerale (all'interno dell'addome)*	*Valutazione della misura della vita rispetto al bacino*
Ipertensione	*Aumento della pressione arteriosa sistolica e/o diastolica*	*Misurazione e monitoraggio della pressione, test da sforzo*
Aterosclerosi	*Aumento dello spessore e della rigidità delle arterie a causa di alterazioni anatomiche, tra cui la formazione della placca aterosclerotica*	*Valutazione della rigidità arteriosa e della placca con ecodoppler*
Ipercoagulabilità del sangue	*Tendenza alla coagulazione e all'aggregazione piastrinica con formazione di trombi*	*Profilo della coagulazione tramite esami del sangue*

Le diverse patologie legate alla sindrome metabolica.

la risposta d'emergenza e l'ipervigilanza stessa. Il cortisolo favorisce anche il deposito dei grassi nella zona viscerale e, richiamando glucosio nel sangue, costringe il pancreas a una continua secrezione di insulina. I livelli costantemente elevati di questo ormone proteico provocano una riduzione della sensibilità a livello dei recettori e una perdita di efficienza di tutti i meccanismi a valle del recettore stesso. Sebbene questa prospettiva non spieghi nel dettaglio i processi molecolari coinvolti nella resistenza insulinica, essa ha una valenza più importante: quella di spiegare come complessi processi patologici possono instaurarsi semplicemente come il risultato di un'alterazione di alcuni meccanismi di regolazione che hanno molto a che fare con i nostri stati d'animo.

Inoltre, la cascata di segnali che parte dalla secrezione di cortisolo non è innescata solo dall'ipervigilanza ma anche, come abbiamo visto, dalle condizioni di insoddisfazione.

Un circolo vizioso

La soddisfazione, stato d'animo generato dalla secrezione di un neurotrasmettirore detto dopamina, non può, ahimè, essere immagazzinata e deve quindi essere costantemente riprodotta: abbiamo bisogno di andarne continuamente alla ricerca. Allo stesso tempo, come per l'insulina, il medesimo stimolo provoca una progressiva desensibilizzazione dei recettori e quindi una progressiva minore soddisfazione a parità di stimolo. In altre parole, siamo costretti a ricevere stimoli sempre più forti per ottenere la medesima sensazione di soddisfazione: più cibo, più alcol, più lavoro, più soldi, più fumo, più droghe ecc. Il nostro cervello è alla ricerca costante di soddisfazione e sopprime per questo motivo i meccanismi di pura regolazione energetica che ci porterebbero a ridurre l'appetito quando si consumano meno calorie e a mangiare meno se bruciamo meno energia (come succedeva agli anziani di una volta, che mangiavano poco ed erano magri). Vi è una forte connessione tra i vari sistemi preposti alla gestione della soddisfazione e la leptina, molecola coinvolta nella regolazione dell'appetito. Per questo gli approcci semplicistici al dimagrimento, come quelli promossi dai sostenitori delle diete ipocaloriche, non funzionano, così come sono inefficaci gli approcci puramente farmacologici a problemi complessi come l'ipertensione. Occorre quindi agire a più livelli: su quello metabolico e su quello comportamentale e cerebrale. E occorre farlo in modo integrato e sinergico, come descritto nel programma oggetto della terza parte del libro.

Dobbiamo in sostanza vincere una difficile battaglia a livello della corteccia prefrontale e delle altre aree del cervello legate al meccanismo della soddisfazione, cambiando la natura degli stimoli che provocano piacere. Potremmo per esempio passare dal piacere di abbuffarsi a quello di guardarsi allo specchio ed essere contenti del proprio aspetto. Oppure dalla soddisfazione sensoriale di breve durata provocata da un gusto che ci piace a quella razionale e a lungo termine di aver saputo resistere a una tentazione.

A proposito di tentazioni. Sembra facile rinunciare, sapersi regolare e non cadere nelle tante trappole che abbiamo intorno. In fondo cosa ci vuole a decidere di non mangiare una fetta di torta e scegliere invece un po' di frutta, o di rinunciare alle patatine fritte a favore delle verdure, o di evitare quella porzione aggiuntiva di risotto o ancora di non riempirsi di pane e grissini prima di iniziare a mangiare? Ma abbiamo detto che siamo esseri mossi dal piacere e fino a quando mangiare in modo sano sarà percepito come una condanna, il sovrappeso continuerà ad aumentare. Ma la buona notizia è che mangiare sano può essere un vero piacere e questo è ciò che scoprirete aderendo al programma alimentare proposto in questo libro.

Chi dorme non piglia chili

Studi a lungo termine condotti negli Stati Uniti sembrano dimostrare che il sovrappeso sia favorito anche dalla progressiva perdita di ore di sonno tipica della società moderna, dove a dettar legge sono ritmi sempre più serrati e un'iperstimolazione, a livello sensoriale e cognitivo, che di per sé non favorisce certo il riposo.

A voler credere al modello di consumo calorico, sarebbe un dato paradossale, in quanto a riposo si bruciano meno calorie che in stato di veglia e pertanto meno si dorme più si dovrebbe dimagrire. Una volta ancora viene smentito invece che il bilancio peso/calorie si possa trarre in modo così meccanico. Le calorie, anche qui, c'entrano poco: a entrare in gioco sono i circuiti nervosi che controllano l'alimentazione. La privazione di sonno fa abbassare il livello della leptina, che abbiamo ormai imparato a conoscere come importante regolatore del livello di sazietà, e fa invece incrementare il livello di grelina, un ormone che contribuisce ad aumentare l'appetito.

Anche un recente studio svedese pubblicato sul «Journal of Clinical Nutrition» avvalora l'ipotesi di una precisa correlazione fra la perdita di ore di sonno e l'aumento di peso. Secondo i ricercatori dell'università di Uppsala, perdere il sonno nottetempo fa consumare meno energie la mattina seguente e fa crescere la fame.

Ma anche senza stare a disturbare gli studi clinici, l'esperienza è sotto gli occhi di tutti noi, insonni in particolare: chi si aggira per casa di notte o fa le ore piccole al computer, invece che bruciare più calorie, non finisce piuttosto per trovarsi continuamente, alle ore più disparate, davanti alla dispensa o al frigo aperti, a caccia di qualcosa da mettere sotto i denti?

La ciccia è contagiosa

Marco non era mai stato un bambino esile ma non si poteva certamente dire che fosse grasso. Sua nonna, ogni volta che lo abbracciava, gli diceva che era "grande e grosso". Dopo il primo anno di liceo Marco aveva deciso di smettere di fare sport. Gli mancava il tempo, aveva detto ai suoi, ma in realtà era troppo impegnato a pensare alle ragazzine e a far gruppo con gli amici, come molti suoi coetanei. Sua mamma spesso lo incrociava in piazza, seduto sui gradini fuori dal fast-food più frequentato della città. Sembrava sempre contento e apprezzato da tutti e quindi lei non si preoccupava più di tanto. In fondo non andava male a scuola e faceva la vita che fanno molti ragazzi della sua età, pensava. Con il passare dei mesi, però, la mamma di Marco cominciò a preoccuparsi, chiedendosi quante bibite suo figlio mandasse giù ogni giorno, e se davvero fossero tutte analcoliche. Per non parlare degli hamburger, delle patatine e dei dolci del fast-food, di cui evidentemente si rimpinzava visto che la sera a tavola spesso non aveva appetito. Le sembrava brutto che un ragazzo di quindici anni passasse il suo tempo libero senza fare null'altro che ciondolare in piazza, sempre con qualcosa da man-

giare fra le mani, cercando di attirare l'attenzione di qualche compagna.
Dopo qualche mese Marco iniziò davvero a ingrassare. Cambiò un paio di taglie e assieme ai nuovi buchi sulla cintura arrivarono anche i brufoli sulla faccia. Si era imbruttito, appesantito e aveva acquisito un'andatura un po' goffa. A diciassette anni si era trasformato in un ragazzo grasso e sfigurato dall'acne. I suoi tentativi di attirare le ragazze avevano sempre meno successo per via del suo aspetto fisico. Ma la cosa che aveva sorpreso di più i suoi genitori era che tutti suoi amici erano altrettanto grassi, sembravano una piccola tribù, isolata dal resto del mondo, ma solidale nell'accettare i vizi comuni così come i reciproci difetti.
I genitori di Marco avevano vissuto questa metamorfosi con estrema tristezza, vedendo il loro ragazzo trasformarsi in una versione spenta di quel bambino vitale e allegro che era stato. Avevano provato a parlargli, a convincerlo a riprendere a fare sport, ma senza un aiuto esterno era per loro troppo difficile correggere i comportamenti errati che si erano ormai radicati profondamente nelle abitudini del figlio.

Quando Marco arrivò da me pesava 102 chili per 1 metro e 81 centimetri. Impiegai quasi dodici mesi per fargli perdere 18 chili e riportarlo, grazie al mio percorso di rieducazione alimentare, a una forma fisica invidiabile. Fu un successo favorito da un colpo di fortuna, che fece davvero la differenza: al papà di Marco fu offerto un lavoro in un'altra città e questo permise al ragazzo di cambiare di colpo amici, scuola, piazza e immagine di se stesso.

Alcuni studi hanno in effetti dimostrato che il sovrappeso e l'obesità, pur non essendo delle malattie infettive, sono a tutti gli effetti contagiosi. Le amicizie e le reti sociali hanno un'influenza enorme sull'evoluzione nel tempo del nostro peso. Gli scienziati hanno osservato, ad esempio, che l'aumento di peso di un amico o di un familiare, soprattutto se dello stesso sesso, fa crescere in modo significativo la probabilità di ingrassare anche se la distanza geografica con la persona è elevata. Non si tratta di un semplice meccanismo di condivisione delle abitudini, ma di un vero e proprio condizionamento delle nostre opinioni inconsce sul grasso. In altre parole, nell'accettare il sovrappeso di un amico o un parente si abbattono le barriere psicologiche che rendono inaccettabile il sovrappeso per noi stessi.

A questo si aggiunge il fenomeno che aveva toccato Marco, trasformandolo, e cioè che le persone in sovrappeso e obese tendono a formare legami tra loro, creando un ambiente in cui i canoni estetici, le scelte alimentari, le difficoltà nel movimento sono condivise e dunque accettate da tutti. Grazie alla condivisione con gli altri, un ego ferito e indebolito si sente protetto.

Questi aspetti psicosociali hanno senza dubbio un ruolo importante nel disseminarsi dell'epidemia di obesità nel mondo contemporaneo ma, se compresi, possono anche diventare un'arma importante per vincere la battaglia contro il grasso.

Se noi medici, invece di chiuderci in centinaia di congressi perlopiù autoreferenziali, iniziassimo a parlare con la gente, a stimolare il nascere di nuove riflessioni e idee sulla salute, sul sovrappeso e sull'impatto personale e sociale che hanno sulla vita di ciascuno e di tutti, forse saremmo in grado di invertire questa tendenza. Le reti sociali sono propense ad accettare abitudini negative ma non sono refrattarie a una trasformazione in positivo.

In fondo le persone sono legate tra loro, così come lo sono le loro patologie. Ma anche la loro salute. Si tratta solo di capire come far scattare la scintilla del cambiamento e spesso il coinvolgimento di familiari, amici e gruppi permette una trasformazione più profonda e più duratura della dieta affrontata in solitudine.

Quei vuoti da riempire

Prima di passare ad analizzare nel dettaglio i difetti della nostra alimentazione e le contromisure da prendere per tornare in perfetta forma, diciamo due parole in più sul perché il cibo sia diventato così importante nella nostra vita.

Se ci fermiamo un istante e ci osserviamo dal di fuori, guardando scorrere le immagini delle nostre giornate come se fossero quelle di un documentario, lascia in qualche modo sorpresi e sgomenti la presenza continua del cibo nella nostra vita quotidiana. È un'incessante ricerca, un continuo rimpinzarsi, un ininterrotto mettere in bocca qualcosa, che sia lo snack, il biscottino alla pausa caffè, la patatina o l'oliva all'happy hour, il popcorn al cinema. È come se il cibo divenisse un corollario obbligato di ogni momento di pausa, di ogni istante di relax, come se fosse indispensabile ingerire qualcosa ogni volta che ci si ferma.

Ammettiamolo: è così per molti. Ci si rifugia nel cibo. Mangiare è come un surrogato di senso, che spesso manca perché il lavoro è stressante o non piace (o non c'è), perché le relazioni con gli altri sono difficili, perché si fa fatica a ottenere ciò che si desidera o, spesso, non si sa cosa si desidera. Il cibo si trasforma così da qualcosa che ci deve sfamare a un piacere in grado di mitigare le frustrazioni, di compensare i vuoti emotivi sempre più diffusi nella società moderna. Mangiare diventa un modo di consolarsi e anche, alle volte, di occupare il tempo.

Mangiare e non accorgersene

Ma anche chi è apparentemente contento e soddisfatto spesso mangia in continuazione. Come mai? La verità è che mangiamo senza pensare, senza fare attenzione, senza interessarci all'effetto che avrà nel nostro organismo la moltitudine di alimenti che ingeriamo.

Gli americani chiamano questo fenomeno *mindless eating*, termine che potrebbe essere tradotto con alimentazione priva di consapevolezza. In altre parole, siamo del tutto ignari degli effetti che le nostre scelte di ogni giorno avranno nel tempo sull'accumulo di grasso e sulla nostra salute. Alcuni ricercatori hanno stimato che una persona può arrivare a fare circa 250 scelte che riguardano il cibo in un solo giorno. Proprio per questo motivo siamo profondamente influenzati dalle confezioni, dai nomi, dalle etichette, dalla pubblicità, dagli odori e dai colori del cibo che ci circonda.

I meccanismi che controllano fame e sazietà sono troppo complessi e antichi per permettere una corretta regolazione del nostro comportamento alimentare in un mondo dove troviamo il cibo dappertutto e sotto ogni forma. In effetti oggi l'ambiente, invece di aiutarci, contribuisce a confondere le acque e perfino a prendere il sopravvento, determinando quando, quanto e come ci nutriamo.

Un simile uso del cibo – inconsapevole e consolatorio – è un'opportunità assai ghiotta per l'industria alimentare, che ben conosce questi meccanismi e li applica nel proprio marketing. Un consumatore senza fondo, che non si ferma quando è sazio ma che continua a mangiare, è il target ideale cui indirizzare infinite declinazioni del cibo-desiderio. Basta lanciarle sul mercato e aspettare che i pesci abbocchino.

Imparare a identificare questi meccanismi e smettere di illuderci di trovare nel cibo la felicità perduta sono i primi passi per contenere quei comportamenti compulsivi e dannosi che ci fanno solo ingrassare.

Qual è la verità?

Concludiamo in breve sulle ragioni organiche dell'ingrassamento, provando ad ammettere che, in estrema sintesi, siano determinate da un eccesso calorico prolungato nel tempo, che fa sì che le calorie non bruciate vengano immagazzinate come grasso. È la verità? No, è solo una parte della verità. Perché, come abbiamo più volte sottolineato, per dimagrire non è sufficiente consumare di più di quello che si ingerisce. O meglio, considerare come risposta universale al sovrappeso semplicemente il consumare più di ciò che si mangia è semplicistico e irreale. Ma c'è di più: non esiste una vera linearità tra attività fisica, consumo calorico e alimentazione.

Nello studio *Nurses' Health Study*, che ha coinvolto oltre 50.000 donne di mezza età ed esaminato i parametri relativi alla loro dieta e ai livelli di attività, è stato riscontrato che per ogni due ore passate a guardare la televisione al giorno le donne avevano un rischio aumentato del 23% di metter su peso e del 14% di sviluppare il diabete. Ma il dato sorprendente è che questo risultato era analogo anche nelle donne che, pur guardando molta televisione, spendevano anche molto tempo a fare esercizio. In pratica, le ore passate davanti alla televisione non vengono compensate dall'esercizio fisico anche se questo permette, dal punto di vista matematico, di bruciare le calorie assunte in eccesso. Cosa significa?

È un'altra prova che esistono complesse reti di segnali molecolari regolati dalle interazioni tra cibo, attività fisica e condizione psicologica, processi che non sono riconducibili solo ad aspetti numerici.

Per questo la risposta alla domanda «perché ingrassiamo?» non può essere univoca: le ragioni sono molteplici. Alcune ipotesi sono state descritte nelle pagine precedenti, altre sono state tralasciate per ragioni di spazio e per evitare di complicare troppo le cose. In fondo troppi dettagli rischiano di generare più confusione che chiarezza.

Soffermiamoci allora a pensare a quante scelte facciamo per decidere cosa mangiare nei circa 90.000 pasti che ci sono in una vita umana. Pensiamo a come queste scelte influenzano la nostra salute, la nostra longevità e la quantità di grasso che accumuliamo. Pensiamo a come errori anche minimi, ma ripetuti, possono dare risultati nefasti nel tempo. E pensiamo, soprattutto, a quello che mangiamo: sappiamo davvero, di preciso, di cosa ci nutriamo?

Parte Terza

I DIFETTI DELLA NOSTRA ALIMENTAZIONE

Un mondo che fa ingrassare

Erano le sette e mezza e Federica, come sempre, era ancora in ufficio. Arrivava tutti i giorni attorno alle otto e mezza e raramente riusciva a venir via prima delle otto di sera. A pranzo faceva una pausa di mezz'ora al massimo, appena il tempo per ingurgitare un panino al bar di fronte all'ufficio. La sua vita era così: aveva fatto carriera e il suo lavoro le dava molte soddisfazioni. Dopo la laurea in architettura era entrata subito nel mondo della pubblicità e ora, a quarantacinque anni, era un pezzo grosso di un'importante agenzia pubblicitaria internazionale. Per arrivare dove era arrivata aveva dovuto fare anche delle scelte difficili. Anni prima aveva avuto una lunga relazione con un uomo che amava, ma la storia era finita dopo un periodo di tensioni dovute al fatto che lui voleva dei figli e lei non se la sentiva di rinunciare al suo lavoro per metter su famiglia. Aveva a poco a poco perso i contatti con le tante amiche del liceo e dell'università, molte delle quali ora facevano le mamme o dedicavano al lavoro le ore previste dal contratto. Federica invece non aveva orari e così finiva con il frequentare solo i colleghi, quelli che vivevano come lei.

Dopo i quarant'anni aveva iniziato ad avere qualche problema di salute. Il suo ciclo era diventato molto abbondante e all'ecografia le era stato riscontrato un fibroma uterino. Poi era aumentata di peso, e di parecchio: 14 chili rispetto ai tempi dell'università.
Quella sera era particolarmente stanca e fu presa dallo sconforto quando, uscendo dall'ufficio pensò che a casa non aveva assolutamente nulla da mangiare. Si sentiva le gambe pesanti, e preferì prendere l'ascensore piuttosto che scendere le due rampe di scale per arrivare alla strada. Salì in macchina e decise di fare una piccola deviazione e fermarsi a un supermercato non lontano da casa che teneva aperto fino alle dieci.
Federica negli anni aveva provato mille diete. Perdeva sempre del peso, poi immancabilmente lo riprendeva a distanza di qualche mese. Per lei le diete erano sempre drastiche: una mela al mattino, un'insalata a pranzo, una barretta e via. Non era mai riuscita davvero a imparare a mangiar bene. Quel giorno, tra l'altro, aveva mangiato pochissimo perché era rimasta bloccata in una riunione anche all'ora di pranzo. Come spesso accadeva, si era riempita di caramelle, che in sala riunioni non mancavano mai.
Entrando nel supermercato, anzi nell'ipermercato, un vero e proprio mausoleo del consumismo, così sterminato che il "super" non bastava più a descriverne l'immensità, a Federica venne in mente la campagna pubblicitaria che aveva diretto proprio per quella catena di colossi della grande distribuzione. Camminando per i corridoi, osservava gli scaffali infiniti di marmellate e pensava: "Quanti chili di zucchero faranno tutti questi barattoli?". Poi svoltò a destra per dirigersi verso i surgelati. Le sembrò di osservare un polo nord di prodotti, un'enorme distesa di

ghiaccio da cui emergevano pesci, minestroni, polpette, frutti di bosco, torte intere, gelati multicolori. Le pareva si trattasse del contenuto della stiva di un'immensa nave naufragata tra i ghiacci. Vista l'ora, non aveva in realtà alcuna voglia di fare la spesa: si sarebbe accontentata di trovare una rapida soluzione per quella cena tardiva e solitaria che l'attendeva a casa. Aprì così il frigo delle pizze e ne scelse una di quelle belle spesse, ben ricoperte di mozzarella. Le sembrava già di sentire il profumo che avrebbe invaso la cucina una volta infilata la pizza nel forno a microonde con cui scaldava e cucinava la maggior parte dei suoi pasti serali. "Per fortuna mangio spesso fuori" realizzò "perché a questo punto quello che mi cucino a casa è fin peggio di quello che mi rifilano al bar." Federica fece dietro-front e di colpo le sembrò di trovarsi dentro un cartone animato. Ogni sorta di personaggio sbucava dalle decine di confezioni colorate che occhieggiavano dagli scaffali dei cereali per la colazione. Non poté fare a meno di pensare a quanto fossero facili a quelle lusinghe i più piccoli, facendone spesso le spese sulla propria glicemia. «Non esistono cibi buoni o cibi cattivi, dipende dall'uso che uno ne fa.» Era questa la frase che sentiva sempre ripetere dai responsabili delle aziende per cui lavorava. "Che balle" pensò. "Sarebbe come dire non esiste aria inquinata e aria pura, dipende solo da quanta ne respiri."

Svoltò rapidamente in un altro corridoio per cercare qualcosa da bere, una bibita light, per non esagerare con le calorie. Pur smascherando ogni stratagemma del marketing, Federica ne rimaneva inevitabilmente vittima. E la cosa la faceva infuriare.

A passo veloce, sfiorò gli scaffali con gli snack, le patatine fritte, i salatini, e poi le merendine, i biscotti, i dolci, le salsicce, i salumi, i formaggi. Arrivò davanti a una montagna di yogurt: da quelli senza grassi ma con lo zucchero a quelli che ci "salveranno" dall'osteoporosi o dall'ipercolesterolemia. "Altre grandi operazioni di marketing" pensò. Raccolta la sua bibita ipocalorica, fu presa però da un raptus: "Sono così stanca" disse tra sé e sé "che ho proprio voglia di un gelato, uno di quelli belli cremosi al cioccolato e nocciola".

Posando a fianco dei detersivi il cestino con pizza e bibita, tornò rapidamente indietro verso l'oceano dei ghiacci per cercare il suo premio dopo quella giornata intensa, un'ennesima trappola che l'avrebbe soddisfatta per qualche istante per poi farla ricadere nei sensi di colpa.

Arrivò finalmente alla cassa, dove la precedeva solo un signore solitario con una pancia immensa che stava scaricando la sua spesa di fronte a una cassiera stanca e annoiata. Federica posò gli occhi sui prodotti che scorrevano lenti sul nastro. Le sembravano cose finte, di plastica. Così cellofanati, impacchettati, confezionati in scatole dai colori artificiali, le fecero venire in mente una processione di clown, che fanno ridere per un attimo, ma poi ti lasciano quell'inspiegabile senso di malinconia. "Una vagonata di schifezze" pensò "almeno io ne ho comprate solo tre!"

Pagò e si diresse verso il parcheggio sotterraneo. Mentre scendeva le scale mobili le venne di colpo in mente un mercato turco che aveva visitato qualche anno prima durante un viaggio di lavoro. Si ricordò le innumerevoli spezie, la frutta di ogni colore, le mille verdure di stagione, la carne di animali che gli allevatori chiamavano per nome, le uova di giornata. Chiuse per un attimo gli occhi e si ritrovò di colpo immersa in una nube di

colori, odori, sapori, rumori: una nube magica dove il cibo è vita, gioia e nutrimento.
La scala mobile raggiunse la fine del suo percorso e proiettò di colpo Federica nel parcheggio e nella sua realtà: cena con pizza surgelata, bibita light e gelato, per concludere.

Come non ingrassare in un ambiente come questo, dove la scelta di prodotti è infinita, la qualità nutrizionale degli alimenti pessima, la vita senza attività fisica la regola e lo stress il *leit motiv* della nostra esistenza?

Il mondo in cui viviamo è davvero *obesogenico*, cioè involontariamente (o forse volontariamente) disegnato per farci ingrassare e per complicare ogni tentativo di perdere peso.

L'evoluzione e la selezione naturale esercitano la loro azione attraverso un'interazione continua, generazione dopo generazione, tra il genoma di una specie e gli stimoli che provengono dall'ambiente in cui la specie vive. In natura gli adattamenti genetici ai cambiamenti ambientali avvengono molto lentamente, nel corso di milioni di anni. Adattamenti rapidi o cambiamenti ambientali improvvisi non sono previsti. L'uomo ha stravolto questa regola antica, trasformando la realtà circostante a una velocità che non gli ha permesso un vero adattamento sul piano genetico e biologico. Gli scienziati chiamano questo fenomeno *discordanza evolutiva*, una condizione in cui insorgono malattie e diminuisce il tasso di successo riproduttivo.

Volenti o nolenti, noi esseri umani siamo geneticamente calibrati sulle condizioni ambientali e di vita da cui è emerso l'Homo sapiens: una realtà così distante da quella attuale da essere quasi inimmaginabile. Per questo motivo molti scienziati definiscono le patologie che oggi ci colpiscono in modo così massiccio "malattie da civilizzazione".

Nel mondo occidentale le malattie croniche e i problemi di salute che dipendono completamente o parzialmente dall'alimentazione sono moltissime e sono senza dubbio la più grossa minaccia che i sistemi sanitari devono affrontare. Sappiamo infatti che le malattie cardiovascolari, il diabete, l'osteoporosi, il cancro, l'artrite e perfino le patologie come Alzheimer e depressione non hanno cause specifiche, distanti e separate tra loro, ma al contrario sono tutte connesse in una rete ingarbugliata di processi biochimici complessi influenzati, a tutti i livelli, dalla nostra alimentazione.

Il cibo ha, come Giano bifronte, un doppio ruolo in tutto questo: può essere il primo e più importante contributo alla confusione o alla chiarezza. Dipende dalla correttezza delle nostre scelte e da quanto l'industria vorrà darci una mano a farle.

Siamo vittime di una trasformazione ambientale e alimentare a 360 gradi, troppo profonda e repentina, che ha lasciato spiazzato il nostro dna ancora fermo al mondo primitivo di 200.000 anni fa. Se dna e ambiente viaggiano su binari troppo distanti, il corpo e la mente si ribellano. È quello che è successo all'uomo moderno, che rischia di diventare sempre più grasso, malato e insoddisfatto.

C'era una volta il cibo

È stato stimato che il 72% delle calorie ingerite in un giorno da un occidentale proviene da cibi che erano letteralmente inesistenti ai tempi dei nostri antenati.

Questo vuol dire che ci nutriamo di alimenti che, nella stragrande maggioranza dei casi, non sono contemplati dal nostro dna. Non è impressionante? Ma facciamo un passo indietro.

Inizialmente gli ominidi, come gli altri animali, si alimentavano con quello che la natura era in grado di fornire. È stato circa 3 milioni di anni fa che, grazie all'introduzione dei primi utensili, siamo diventati cacciatori e in seguito pescatori, aumentando così nettamente l'introito di proteine e di acidi grassi polinsaturi omega 3, che hanno agevolato lo sviluppo della corteccia cerebrale nell'Homo sapiens. Ma la vera rivoluzione, destinata a cambiare radicalmente il destino della nostra specie, è avvenuta circa 10.000 anni fa con il passaggio da un'economia della *predazione* a un'economia della *produzione*, ossia con l'avvento di agricoltura e allevamento. L'introduzione di cereali, latte e carne di animali allevati non ha solo variato enormemente la nostra dieta, ma ha anche permesso di fornire gli alimenti necessari a sostenere l'enorme espansione demografica, ponendo le basi per la civilizzazione del pianeta.

Un prodotto come tanti

Nell'era moderna, con la prima rivoluzione industriale, ha preso avvio un processo che ha condotto la nostra alimentazione ad attraversare un altro immenso cambiamento. Progressivamente, e sempre più velocemente a partire dal secondo dopoguerra, il cibo ha iniziato a essere processato, lavorato, confezionato, distribuito in aree sempre più lontane da quelle d'origine. È entrato a far parte della catena industriale, divenendo a tutti gli effetti un *prodotto*. Nato non più per nutrire, ma per essere venduto. Ed essere venduto a scapito del prodotto concorrente.

Sembrerà banale, ma sta invece proprio qui il nocciolo del problema. Il nodo delle innumerevoli difficoltà che ci affliggono, dal sovrappeso alle molte patologie derivate.

Perché, laddove l'interesse è il profitto, la "bontà" (intesa come qualità, genuinità, utilità) del prodotto-cibo non può che diventare relativa e obbedire, come per qualsiasi altro prodotto, alle leggi del mercato. Solo che qui non stiamo parlando di un paio di scarpe che magari, se mal confezionato, può farci sudare il piede o di un televisore con lo schermo difettoso che ci rovina la visione di un film. Il cibo entra nel nostro organismo, il cibo ci dà vita: non è un semplice carburante, ma interagisce con le nostre cellule e i nostri geni, determinando in noi la salute o la malattia. In parole povere, noi siamo quel che mangiamo. Per questo quel che mangiamo è così importante!

Se dunque, per massimizzare i profitti, l'industria arriva nel tempo a usare tonnellate di sostanze chimiche nei campi, a sviluppare allevamenti sempre più intensivi, a nutrire gli animali con mangimi inadatti perché poco costosi, a somministrare loro farmaci per contenere le malattie che si sviluppano per le condizioni spesso intollerabili in cui sono costretti a vivere; a raffinare, addizionare, processare e alterare ogni alimento per ridurne i costi e aumentarne il gusto, se tutto questo accade non possiamo stupirci né dei nostri chili in eccesso, né dei nostri disturbi.

Come fare, allora? A mio avviso, prendere coscienza di questa "emergenza" nutrizionale che caratterizza il modo di vivere moderno, e far sì che sempre più persone aprano gli occhi, è un passo importantissimo. Ed è qualcosa che sta già accadendo, in giro per il mondo.

Sarebbe però troppo facile scrivere l'ennesimo libro di denuncia sul cibo tossico che ci circonda. Sarebbe altrettanto facile suggerire a tutti di tornare cacciatori o di iniziare a coltivare la propria verdura o pescare il proprio pesce. Idee del genere suscitano solo sgomento, ma non offrono alcuna reale soluzione. Sono proposte teoriche inapplicabili, che non contribuiscono a dare il via ad alcun cambiamento. Non c'è bisogno di grandi rivoluzioni, ma al contrario di piccoli passi concreti e praticabili per riprendere in mano la propria salute e rimettere sotto controllo il proprio peso. Ogni piccolo passo compiuto a livello individuale riguardo al modo di pensare al cibo e ai suoi effetti sul nostro corpo è in grado, nel tempo, di provocare enormi cambiamenti a livello generale, economico e sociale. Basta iniziare.

Il cibo di oggi, questo sconosciuto

Lo sappiamo bene: non c'è argomento più controverso della nutrizione. In parte è scontato che sia così, in quanto il cibo ci riguarda tutti da vicino, da quando nasciamo a quando moriamo, e quindi sviluppiamo idee, opinioni e gusti che hanno radici profonde. Ma in parte questa confusione è assurda e finisce con il danneggiarci tutti, proprio perché in merito a un tema che è così fondamentale per la nostra salute ognuno può permettersi di avere un parere diverso e sembra che decenni di ricerca scientifica non abbiano contribuito a rendere questa giungla più facilmente percorribile.

Nessuno oggi ha più il coraggio di asserire che il fumo faccia bene o che l'inquinamento non esista. Ma quando si parla di cibo, apriti cielo! Se ne sentono davvero di tutti i colori...

C'è chi sostiene che il latte faccia benissimo e chi dice che è deleterio, chi esclude i carboidrati a favore delle proteine e chi al contrario sostiene che queste ultime siano da evitare. C'è chi mangia solo verdure, chi solo frutta, chi solo grassi, e chi invece li teme come la peste. Poi ci sono le mamme che pensano che le loro torte facciano benissimo ai figli, e i papà che minimizzano dicendo che qualche patatina non ha mai ammazzato nessuno. Per non parlare delle nonne che hanno fatto la fame e che quindi continuano a suggerire che più mangi e meglio è. Non mancano i consigli dei farmacisti, degli erboristi, dei personal trainer, dei VIP, dei giornalisti che si occupano di salute, delle amiche che hanno provato questo e quello, delle riviste e della pubblicità con prodotti e immagini sempre più accattivanti. E poi arrivano immancabilmente i medici, quelli che dovrebbero fare chiarezza, a concludere che, se c'è qualche problema di salute, la nutrizione verosimilmente non c'entra nulla.

Insomma, un vero e proprio labirinto, da cui è difficile uscire senza rassegnarsi e continuare a mangiare ciò che capita. Allora cerchiamo di fare un po' di chiarezza sui cibi che più frequentemente portiamo a tavola, perché più sono le informazioni corrette di cui possiamo disporre, tanto maggiore sarà la consapevolezza delle nostre scelte alimentari.

■ *I cereali*

Grazie ai consigli della vecchia piramide alimentare, che suggeriva di assumere proprio dai cereali oltre il

50% delle calorie necessarie al nostro fabbisogno, questi sono divenuti la base della nostra alimentazione, creando non pochi danni. Sono in molti gli esperti che sostengono che si tratta di alimenti a cui l'uomo non è geneticamente adattato, visto che, scarsi in natura e non digeribili senza lavorazione e cottura, sono stati introdotti con l'agricoltura.

L'esempio più concreto della bontà di questa teoria – ossia il mancato adattamento ad alcuni di questi cereali – è la celiachia, disturbo che affligge sempre più individui. I celiaci sono portatori di una mutazione genetica che non consente loro di assumere glutine (presente in molti cereali, tra cui il frumento, l'orzo, la segale, il farro, e il kamut) perché sono permanentemente intolleranti alla gliadina, la proteina contenuta nel glutine insieme alla glutenina. Ma alcuni dati indicano che anche chi non è celiaco può avere una reazione infiammatoria a livello intestinale in risposta all'esposizione al glutine: a conferma che i cibi non previsti dalla nostra storia evolutiva lasciano tracce pesanti nell'organismo.

Dobbiamo inoltre ricordare che la stragrande maggioranza dei cereali assunti oggi – sia nel pane, nella pasta, nella pizza, nelle fette biscottate, nei biscotti ecc. – è altamente raffinata e priva pertanto della fibra che rappresenterebbe in realtà l'unica ragione sensata per inserire i cereali nella nostra alimentazione.

Altri studiosi evidenziano che i cereali, avendo un impatto maggiore delle proteine sulla glicemia, stimolano la produzione di insulina e il conseguente accumulo di grasso.

Qualcosa di vero nei ragionamenti di chi vuole eliminarli completamente dalla nostra dieta c'è, ma d'altra parte sappiamo anche che abbiamo bisogno di circa 30-

40 grammi di fibra al giorno per godere di una buona funzionalità intestinale e contribuire a rallentare l'assorbimento di grassi e zuccheri.

È sostanzialmente impossibile assumere questa quantità di fibra mangiando solo proteine, grassi animali, frutta e verdura, pertanto conviene comunque consumare un moderato quantitativo di cereali. Ma allo stesso tempo non tutti i cereali sono uguali: solo quelli integrali (al 100%!) apportano la quantità di fibra insolubile che ci serve e hanno anche il vantaggio di incidere molto meno violentemente sulla glicemia e dunque sulla secrezione di insulina.

■ *Carne e pesce*

Oggi che sempre più persone si avvicinano a un'alimentazione vegetariana o vegana, la carne e il pesce sono al centro di un grosso dibattito. La carne fa male? È davvero meglio la carne bianca di quella rossa? E il pesce è sempre e comunque salutare?

Anche in questo caso, per capire meglio occorre andare un po' più in profondità e cercare delle risposte nel passato. Prima del Neolitico, tutto il cibo di origine animale che l'uomo assumeva derivava forzatamente da animali selvatici che a loro volta si nutrivano di ciò che la natura forniva loro. A questo tipo di introito di proteine animali l'uomo si è assolutamente e positivamente adattato, lasciandosi alle spalle il proprio passato remoto di frugivoro.

Negli animali selvatici, il 50% circa delle riserve di grassi era rappresentato da acidi grassi saturi, concentrati perlopiù negli adipociti del tessuto adiposo. Nei muscoli, invece, e in altri organi si trovavano elevate quantità di acidi grassi polinsaturi e monoinsaturi. In altre parole, le parti dell'animale che normalmente venivano mangiate dall'uomo erano perlopiù ricche di proteine e acidi grassi salutari. Inoltre le variazioni cicliche delle riserve di grasso negli animali allo stato brado (variazioni dovute al mutare delle condizioni nella disponibilità di cibo) rendevano pressoché impossibile un eccessivo introito di grassi tramite il consumo di carne.

Con l'avvento dell'allevamento l'uomo ha iniziato a manipolare la vita e il peso dei propri animali, incidendo soprattutto sul tessuto grasso, che veniva mantenuto sempre abbondante grazie a un costante apporto di vegetali raccolti dall'uomo stesso. In questo modo, però, l'ingestione di grassi saturi attraverso la carne di questi animali iniziò ad aumentare. Un ulteriore incremento si è prodotto con l'introduzione degli allevamenti intensivi, vere e proprie industrie della carne dove gli animali vengono nutriti con mangimi speciali, tenuti immobili al chiuso e spinti in tutti i modi a raggiungere il più in fretta possibile il massimo peso ai fini della macellazione. Inoltre, l'aumentata produzione di grano e altri cereali e il conseguente abbattimento dei prezzi ha reso disponibili nuovi tipi di mangimi, che hanno però alterato del tutto il metabolismo degli animali. Ovini, bovini, suini da allevamento sono diventati anch'essi come noi: più grassi, con il fegato rigonfio di acidi grassi e con i tessuti ricchi di molecole infiammatorie e dannose. Prima della metà dell'Ottocento, nella maggior parte del mondo, gli animali erano liberi di muoversi e di pascolare. Quindi, nel volgere di qualche decennio era diventata prassi comune allevare i bovini in modo tale da far loro raggiungere il peso di circa 600 chili nei primi due anni di vita. Oggi bastano meno di 14 mesi per ottenere un peso di poco inferiore ai 600 chili con oltre il 30% di massa grassa. In pratica, gli animali di cui ci nutriamo sono obesi. Tralasciando qui tutte le considerazioni di carattere etico, è questo il vero problema, non la carne in sé.

Quello che non si sapeva anni fa era che questa carne ci avrebbe pian piano avvelenato, riempiendo anche noi di acidi grassi saturi e di acidi grassi proinfiammatori (omega 6), aumentati a causa di mangimi non adatti.

Non ci sono molte soluzioni che possano esulare dalle scelte del singolo individuo. Ora iniziano per fortuna a diffondersi nuovamente allevamenti non intensivi, che utilizzano mangimi biologici o perfino che lasciano gli animali liberi di pascolare. Ovviamente, il costo della carne prodotta in questo modo non può che essere superiore. Ma se crescerà la domanda, come sempre si allargherà l'offerta e scenderanno i prezzi. Se invece procurarsi una carne di tal fatta risulta troppo difficile, meglio essere prudenti e scegliere di mangiarla non più di una o due volte alla settimana.

Abbiamo sentito molte volte dire che la carne bianca è nettamente più salutare di quella rossa. Ma sarà proprio vero o anche in questo caso dipende dalla qualità della carne stessa più che dal tipo di animale? In effetti la carne bianca, o meglio il pollame, contiene una buona dose di proteine nobili e pochi grassi saturi e colesterolo (sempre che non si mangi la pelle). Ma questo è vero sempre solo se facciamo il confronto con le carni rosse moderne e industriali (il cui consumo è stato oggettivamente messo in correlazione con numerose patologie tra cui il diabete, il cancro e le malattie cardiovascolari) e il pollame libero e nutrito correttamente. Ma se prendiamo invece una bella Chianina libera di pascolare e la confrontiamo con un pollo da batteria, cresciuto in una minuscola gabbia e nutrito artificialmente, cosa pensate sia meglio?

Allora prima di credere ciecamente ai benefici del primo pollo che troviamo sullo scaffale del supermercato, teniamo a mente alcune cose. Il pollame è in gran parte allevato con metodi industriali, proprio come avviene con i bovini, i suini e gli ovini, e per questo i suoi valori nutrizionali sono cambiati nel tempo. Per esempio, rispetto a qualche decennio fa, il profilo degli acidi grassi contenuti nel pollo è variato in peggio, con una riduzione netta dell'apporto di acidi grassi omega 3. Anche in questo caso la causa principale sta nella tipologia di allevamento sedentario e costrittivo e nei mangimi forniti agli animali. Pertanto, il consiglio delle società mediche, distribuito globalmente a partire dagli anni Settanta, di ridurre la carne rossa a favore del pollame non teneva conto del fatto che anche il pollame sarebbe diventato un prodotto industriale. In effetti, essendo allevati in gabbia e avendo pochissimo spazio per muoversi, i polli diventano molto più grassi. Uno studio inglese di qualche anno fa ha confrontato il contenuto di grassi del pollame di oggi rispetto a quello degli anni Settanta, trovando che i livelli di omega 3 sono scesi di 1/3 e invece i grassi saturi sono aumentati fino a fornire tre volte più calorie rispetto alle proteine. Alcuni dati indicano che il pollame è oggi il 50% più grasso di quello di qualche decennio fa. Il pollame biologico (che si trova più facilmente rispetto alla carne rossa biologica) avrà valori leggermente migliori, così come quello allevato a terra. Questo perché i polli liberi di razzolare si nutrono di erba, foglie e piccoli animali che, a loro volta, mangiano piante. Per questo la carne si arricchisce di omega 3 e in particolare di acido docosaesanoico (DHA), molto utile per il nostro sistema nervoso centrale. Se l'animale è invece nutrito con mangimi, la sua carne avrà contenuti completamente diversi di acidi grassi.

E allora che fare? Anche qui dobbiamo andare alla ricerca di soluzioni pratiche. In primo luogo non scegliamo il pollame come unica fonte di proteine animali e poi cerchiamo sempre quello allevato a terra e biologico: non sarà l'ideale, ma è meglio di nulla.

In questo quadro piuttosto sconfortante per fortuna che c'è rimasto il pesce, penserete? E invece, purtroppo, anche qui è necessario fare alcune precisazioni. Il pesce pescato in un mare pulito è senza dubbio uno degli alimenti migliori per l'uomo. Non solo è ricco di proteine di ottima qualità ma anche di acidi grassi polinsaturi (eicosapentanoico e docosaesanoico, detti anche EPA e DHA) che sono fondamentali per la nostra salute in quanto riducono l'infiammazione, aumentano l'efficienza dell'insulina, proteggono i vasi, riducono i trigliceridi e migliorano la funzionalità dei nostri neuroni. Ma quanto mare pulito è rimasto in questo mondo? E quanto pesce non allevato arriva nei nostri negozi?

Anche in questo caso la soluzione ottimale manca, ma con qualche accortezza si può continuare a prendere quel che di buono il pesce ci può ancora dare. Intanto evitiamo per quanto possibile il pesce allevato che, come per la carne, essendo nutrito artificialmente non potrà avere il valore nutrizionale e i contenuti di acidi grassi di un pesce pescato. Poi, tra i pesci pescati, evitiamo di esagerare con quelli di grossa taglia, come il tonno o il pesce spada, che incamerano quantità notevoli di metalli pesanti. Scegliamo invece i pesci di piccola taglia come gli sgombri, le sarde, le sardine e simili, che sono sempre pescati e spesso in mari nostrani.

■ *Il latte*

Prima di addentrarci nell'assai dibattuto tema del latte, sul quale ho posizioni abbastanza precise, è utile fare il consueto "balzo indietro evoluzionistico" e constatare una semplice realtà: i nostri antenati potevano contare solo ed esclusivamente sul latte materno che, dopo lo svezzamento, diventava evidentemente superfluo e veniva per forza a mancare nell'alimentazione umana. Se questo è ciò che la selezione naturale ha previsto e se l'ha previsto per tutte le specie (non esiste specie che, dopo aver bevuto il latte materno, attinga al latte di un'altra specie), ci sarà pur un motivo. Alcuni ritengono che in poco meno di 10.000 anni ci siamo adattati a questo "nuovo" alimento. A giudicare dall'enorme numero di persone intolleranti al lattosio, che in alcune zone del mondo, come l'Europa meridionale, raggiungono il 50% della popolazione, si direbbe il contrario. Certo, l'introduzione di nuovi cibi ha avuto un'importanza fondamentale nel fornire le calorie e i nutrienti necessari all'uomo per evolversi ed espandersi in tempi di scarsità, ma siamo sicuri che non creino più danni che benefici?

Eppure lo dicono tutti, dai pediatri alle nonne alle pubblicità: latte, yogurt e formaggi fanno bene alle ossa, e sono anzi assolutamente necessari per prevenire l'osteoporosi. Ma sarà vero che il latte rafforza le ossa? Ancora oggi questo tema divide medici e consumatori in due fazioni contrapposte e la confusione è tale da rendere utile parlarne in maggior dettaglio. In estrema sintesi, i sostenitori di latte e latticini credono che questi alimenti aiutino a prevenire l'osteoporosi, mentre chi li ritiene superflui o dannosi (me incluso) sostiene che latte e derivati servano a poco per le nostre ossa e che invece, se assunti in eccesso, possano avere effetti nocivi sul sistema cardiovascolare, sull'intestino, sulla pelle e perfino favorire l'insorgere di alcuni tumori. Non ci sono ancora tutte le risposte sul piano scientifico, e per questo il dibattito è comunque aperto, ma qualche conclusione si può trarre.

Il calcio è un minerale fondamentale per l'organismo umano, in quanto partecipa alla formazione delle ossa e dei denti ed è essenziale per i processi di coagulazione del sangue, di trasmissione degli impulsi nervosi e di regolazione del ritmo cardiaco. Il 99% del calcio presente nel nostro corpo è effettivamente depositato nelle ossa e nei denti e solo il rimanente 1% si trova nel sangue e in altri tessuti.

Il corpo può quindi utilizzare il calcio che proviene dagli alimenti o dai depositi ossei che, se non rimpiazzati, ovviamente si riducono. Il latte e i formaggi sono indubbiamente ricchi di calcio di facile assorbimento. Ma ce ne sono concentrazioni elevate anche nei legumi e nelle verdure a foglie scure.

Perché dall'intestino il calcio si depositi nelle ossa sono necessari altri fattori: la vitamina D, che ne garantisce l'assorbimento nell'intestino, e la vitamina K2, che ne permette il deposito nelle ossa. Dare alte quantità di calcio senza assicurarsi che esso arrivi all'osso può, almeno teoricamente, esporre al rischio di calcificare altri tessuti, come le arterie. Teniamo presente che l'osso è un tessuto dinamico e attivo e non un semplice deposito di minerali. In una persona sana che riceva sufficienti quantità di vitamine e di calcio, l'osso si sviluppa in modo corretto e la percentuale distrutta nei processi metabolici viene rimpiazzata senza problemi fino ai 30 anni. Più avanti si va con l'età e più tessuto osseo si perde. Nelle donne, in particolare, l'osso è molto sensibile agli estrogeni, i principali ormoni femminili. Dopo la menopausa si ha una brusca diminuzione della densità ossea, con aumentato rischio di osteoporosi, proprio perché viene consumato più osso di quello che l'organismo riesce a sintetizzare. Ma anche nell'uomo il calo di testosterone, che spesso si manifesta dopo i 60-70 anni, è legato a un peggioramento netto della condizione dell'osso. Così questa perdita si manifesta anche nei soggetti che consumano adeguate quantità di calcio. E nemmeno il massimizzare i depositi di calcio negli anni buoni, prima cioè dei 30 anni, eviterà la perdita successiva, ma semplicemente permetterà di partire da una base migliore. Il calcio è solo uno dei tasselli di quel mosaico complesso in cui vitamina D, vitamina K, ormoni, esercizio fisico e altri fattori contribuiscono in modo e misura differente a mantenere sano il tessuto osseo.

Sostenere che il latte è fondamentale e non ricordare che l'esposizione al sole, necessaria all'organismo per produrre vitamine, lo è enormemente di più, ha assai poco senso. Suggerire di mangiare formaggi ricchi di grassi saturi e yogurt resi irresistibili dallo zucchero e non insistere invece su legumi ricchi di calcio e verdure che ci forniscono la preziosa vitamina K, ha ancora meno senso. Anzi, un senso ce l'ha, ed è puramente commerciale.

L'osteoporosi non si combatte con il formaggio, ma con una serie di norme molto più complesse. Prima di tutto dobbiamo essere certi di costruire ossa davvero forti in gioventù. Per questo una regolare attività fisica nel corso dell'intera vita è fondamentale. Per le donne è necessario poi evitare periodi prolungati di amenorrea, devastante per le ossa visti i bassi livelli di estrogeni tipici di questa condizione. Dobbiamo garantirci un livello ottimale di vitamina D, utile non solo per le ossa ma per prevenire malattie cardiovascolari, tumori e altre patologie croniche inclusa l'obesità. Per questo o siamo certi di esporci per 20 minuti al giorno, anche d'inverno, al sole (con gambe e braccia scoperte) o facciamo meglio a chiedere al medico di dosare la vitamina D nel sangue e di prescriverci un integratore adeguato. Poi dobbiamo abbondare in verdure verdi a foglia larga, ricche di vitamina K. Infine, certamente, garantiamoci anche un introito adeguato di calcio attraverso un mix di verdure, legumi ed eventualmente, in dosi moderate, latte e derivati. Facciamo anche attenzione a non assumere integratori con dosi alte di vitamina A preformata (retinolo) invece di beta-carotene naturale. Questa forma di vitamina A infatti riduce l'efficacia della vitamina D.

Molti studi indicano che un consumo elevato di calcio non riduce il rischio di osteoporosi. Una ricerca condotta dall'università di Harvard ha dimostrato che le persone che bevono un solo bicchiere di latte alla settimana non hanno un rischio maggiore di frattura di quelli che ne bevono due o più. Allo stesso modo, alcuni studi indicano come la supplementazione con calcio non sia in grado di prevenire l'osteoporosi e alcuni dati suggeriscono addirittura che il calcio assunto senza livelli adeguati di vitamina D e K possa peggiorare la salute dell'osso. In alcuni paesi, come il Giappone, l'India e il Perù, l'assunzione di calcio è molto più bassa che in Europa e in USA ma ciò nonostante l'incidenza di fratture è minore. Evidentemente un minor tasso di sedentarietà e una maggiore esposizione al sole giocano un ruolo importante. La vitamina D è invece in grado di ridurre il rischio di fratture e perfino il rischio di cadute, causa principale delle fratture negli anziani. La maggior parte dei ricercatori suggerisce oggi che almeno 1.000-2.000 unità internazionali debbano essere fornite quotidianamente attraverso una supplementazione mirata. Gli studi effettuati sulla vitamina K indicano che i soggetti che assumono 110 mcg di vitamina K al giorno hanno il 30% in meno di probabilità di andare incontro a frattura. Per ottenere questi livelli è necessario assumere perlomeno una porzione al giorno di broccoli, cavoletti di Bruxelles o lattuga, alimenti che hanno anche molti altri benefici. Le persone che assumono anticoagulanti devono valutare con il loro medico l'introito di vitamina K, ma sembra che i livelli necessari per mantenere l'osso in salute non comportino alcun rischio di interferenza con le terapie anticoagulanti. Infine ricordiamo che il caffè, se assunto in dosi elevate, può aumentare il rilascio di calcio da parte dell'osso, così come un introito eccessivo di proteine che, acidificando l'organismo, lo costringono a usare il calcio come tampone.

Per le donne che devono affrontare la menopausa è fondamentale discutere con il medico la possibilità di assumere una terapia ormonale sostitutiva. Se non vi sono controindicazioni specifiche, una terapia ormonale può non solo ridurre i sintomi e migliorare la qualità della vita ma anche avere una vera e propria funzione preventiva su ossa e sistema cardiocircolatorio. Le terapie da preferire sono quelle con estradiolo transdermico e progesterone, ormoni identici a quelli prodotti naturalmente nella donna. Riequilibrando la condizione ormonale nella paziente, queste terapie sono anche in grado di contrastare l'aumento di peso che caratterizza gli anni successivi alla cessazione del ciclo.

■ *I grassi*

Trattati per decenni alla stregua dei peggiori nemici della linea e della salute, bersaglio unico di diete ipolipidiche a protezione delle arterie e dei fianchi, considerati i responsabili del sovrappeso e di ogni sorta di malanno, i grassi oggi vengono riconsiderati dagli studiosi all'interno di un quadro completamente diverso. Perché i grassi non sono tutti uguali e, soprattutto, non sono tutti dannosi. Quelli monoinsaturi, per esempio, contenuti nell'olio d'oliva, e quelli polinsaturi presenti nell'olio di pesce, nelle noci e in alcuni semi, sono essenziali per la nostra salute. Contribuiscono infatti a ridurre il colesterolo cattivo (LDL), aumentano quello buono (HDL) e leniscono l'infiammazione, quel fuoco sempre accesso che poco a poco distrugge i tessuti ed è alla base di molte malattie croniche, dall'artrite all'Alzheimer. Perfino il colesterolo contenuto nelle tanto demonizzate uova risulta essere solo in parte legato al colesterolo che troviamo nel sangue. Il colesterolo che circola nel nostro organismo viene infatti perlopiù prodotto dal fegato, anche in risposta all'eccesso di zuccheri e carboidrati. Quindi le uova, fino a tre o quattro alla settimana, riguadagnano molte posizioni e rientrano a pieno titolo in una dieta sana.

I grassi che rimangono senza dubbio nocivi sono invece quelli saturi di origine animale (burro, lardo e carni grasse), che vanno consumati con moderazione, e gli oli vegetali, in particolare quelli idrogenati, di cui – guarda caso –, sono spesso ricchi proprio i prodotti industriali, da quelli da forno, come i biscotti, alle pizze surgelate.

Si tratta pertanto di una categoria complessa. Occorre distinguere e diversificare le indicazioni generiche e imprecise, come quelle di "ridurre i grassi", fanno sì che una persona elimini magari l'olio d'oliva a crudo, che di per sé è invece ottimo, e vada a compensare in modo altrettanto impreciso le calorie tolte, in genere incrementando l'introito di carboidrati raffinati e zuccheri che danneggiano cuore e arterie tanto quanto i grassi saturi, se non di più. Orientarsi non è così semplice: è meglio un pacchetto di crackers o una manciata di mandorle o di noci brasiliane? Istintivamente si tende a propendere per i crackers, meno grassi, più leggeri... E invece no, molto meglio le mandorle o le noci! I crackers sono in genere salati e spesso ricchi proprio dei grassi nocivi (omega 6 e a volte perfino grassi idrogenati) utili solo per prolungare la conservazione del prodotto.

I grassi idrogenati sono oli vegetali resi solidi attraverso l'idrogenazione e costituiscono, secondo molti ricercatori, uno dei grossi problemi dell'alimentazione moderna. Si stima che in alcuni paesi, tra cui gli Stati Uniti, dal 1900 al 1999 ci sia stato un aumento del 130% del consumo pro capite di oli vegetali per cottura e per condimento e addirittura del 410% per la margarina! Spacciata per un cibo buono per il cuore e come un valido sostituto del burro, la margarina è fatta al 100% di grassi idrogenati. Questi grassi aumentano l'infiammazione e riducono la funzionalità dell'insulina e, anche se assunti in piccole quantità, fanno assai peggio del burro.

Anche se in misura minore, il consumo di oli vegetali è aumentato ovunque grazie all'industrializzazione e meccanizzazione della produzione e lavorazione dei semi. In particolare, la scelta di estrarre gli oli contenuti nei semi con l'uso di solventi ne ha aumentato la produttività, giustificando sul piano commerciale la spinta a un loro uso più massiccio. I dati che abbiamo a disposizione ci indicano però che l'uomo ha sempre utilizzato a scopo alimentare solo l'olio d'oliva e che riservava agli altri oli usi prevalentemente non alimentari (illuminazione, lubrificazione e usi medici).

In sostanza, l'industrializzazione della produzione di oli vegetali ha trasformato il nostro introito sul piano quantitativo e qualitativo. In Italia, per fortuna, continuiamo a utilizzare in grande prevalenza l'olio d'oliva extravergine pressato a freddo. Tuttavia occorre fare attenzione, perché i grassi vegetali si nascondono in molti prodotti a nostra insaputa, primi fra tutti quelli da forno. Ricordiamoci quindi di controllare sempre gli ingredienti! La qualità di ciò che mangiamo è sempre più importante della quantità, perché anche una dose minima di un alimento che il nostro corpo non riconosce e rifiuta, risulta nociva.

■ *Gli zuccheri*

Lo zucchero è il vero mandante occulto di molte nostre disgrazie e, al contrario dei grassi, ha potuto agire indisturbato per decenni perché nessuno sospettava c'entrasse qualcosa con i nostri malanni. Oggi ne assumiamo decine di chili all'anno. Negli USA la media si avvicina ai 70 chili pro capite e si stima che solo 100-200 anni fa non si arrivasse nemmeno ai 10 chili l'anno: un incremento impressionante. In tempi antichi il cibo più dolce era probabilmente il miele, ma era disponibile raramente e solo in determinati periodi dell'anno. Oggi, invece, lo zucchero è dappertutto.

Oltre a quello che mettiamo nel caffè, nei dolci e nei biscotti, lo zucchero è presente a nostra insaputa in una grande quantità di alimenti confezionati, come ad esempio le bibite, i succhi di frutta, il salmone affumicato, la senape, il ketchup… Nel nostro organismo lo zucchero si comporta come colla versata in un ingranaggio: appiccica tutto. In termini tecnici questo processo si chiama glicazione: è ciò che avviene quando lo zucchero si lega alle proteine, alterandone la forma e deteriorandone la funzionalità. Impariamo dunque a eliminarlo il più possibile e ad abituarci a sapori meno dolci. Se proprio non riusciamo in certi casi a farne a meno, possiamo ricorrere a dolcificanti naturali come la stevia, ora in commercio anche in Italia.

Fra tutti gli zuccheri, particolare attenzione va fatta con lo sciroppo di mais ad alto contenuto di fruttosio, meno caro del classico zucchero e più facilmente utilizzabile e trasportabile, in quanto liquido. Con l'introduzione negli anni Settanta di questa miscela esplosiva di fruttosio e glucosio, e con la sua massiccia applicazione in molte tipologie di cibi e bevande, abbiamo assistito a un vero e proprio boom di sovrappeso e obesità. L'introduzione di questo sciroppo ha anche nettamente aumentato il consumo di fruttosio, estraniandolo completamente dall'assunzione di frutta ricca di fibra e quindi amplificando gli effetti dannosi su glicemia e secrezione di insulina.

■ *Il sale*

Il sale, come i grassi, è diventata un'altra delle ossessioni delle famiglie italiane. Certamente, il sale contribuisce ad aumentare la pressione arteriosa ma pochi sanno che questo accade solo nel 10% delle persone. Nel restante 90% vi sono meccanismi diversi alla base dell'ipertensione. Basta controllarsi la pressione dopo l'assunzione di sale per capire se si è sensibili o meno, o effettuare un semplice test genetico per scoprire se il sale deve preoccuparci davvero.

A ogni modo, se usato con moderazione, il sale non rappresenta un problema per la maggior parte delle persone. Ma anche qui bisogna fare dei distinguo. Perché il sale più pericoloso non è quello che mettiamo nell'insalata o nell'acqua della pasta, ma quello contenuto in abbondanza, ancora una volta, nei cibi industriali, come per esempio nelle patatine fritte o nei prodotti da forno.

Il 75% del sale assunto nei paesi occidentali deriva infatti da sale aggiunto nella processazione del cibo dalle industrie alimentari. Solo il 15% proviene dal nostro utilizzo del sale in cucina, mentre il 10% è il sale naturalmente presente nel cibo. Ridurne quindi l'uso può avere senso, ma è assai più logico e complessivamente più salutare eliminare quei cibi processati in cui è troppo abbondante.

■ *Le uova*

Sono state eccessivamente demonizzate, forse perché i grandi consumatori di uova in USA erano quelli che prediligevano le carni grasse e altri alimenti malsani. Cosa ben diversa è inserire le uova nel contesto di un'alimentazione sana, dove forniscono proteine di alto valore a basso costo. Quindi non vi è alcun problema a consumare fino a tre o quattro uova alla settimana.

■ *Verdure, frutta e legumi*

Frutta e verdura sono gli alimenti che non devono mai mancare nella nostra dieta, e che si possono consumare in abbondanza. Ricordiamoci però che anche gli ortaggi e la frutta, di cui giustamente si sottolineano sempre e solo gli aspetti positivi, vengono oggi bombardati da un'infinità di sostanze chimiche. Dunque, quando possibile, è bene scegliere prodotti di coltivazioni biologiche: anche se non è una garanzia assoluta di purezza, è senz'altro un passo in più verso un'alimentazione più salutare.

Quanto ai legumi, sono ricchi di fibra, calcio e proteine vegetali e hanno quindi un ruolo importante nella dieta.

■ *Vino, cioccolata, noci*

Ai più sembrano cose da evitare. E invece... tutto sta nelle quantità! Il vino rosso è un alimento con effetti benefici sulla salute per tutto l'insieme di polifenoli antiossidanti che contiene e per lo stesso etanolo, che in dosi moderate ha un effetto vasodilatatore.

Un paio di bicchieri al giorno quindi fanno bene alla salute e all'animo, soprattutto se consumati in buona compagnia.

La cioccolata è un altro alimento con grandi quantità di flavonoidi antiossidanti, ma anche qui occorre non esagerare e saper scegliere: quella sana è la cioccolata extrafondente, possibilmente senza zucchero aggiunto.

Le noci, bollate da anni come cibo supercalorico, sono invece così ricche di grassi polinsaturi che contribuiscono ad abbassare il colesterolo e sono eccezionali per ridurre la fame. Tra le bevande, risulta sano il famoso tè verde, nel quale abbondano le catechine, ma anche il caffè, anch'esso ricco di antiossidanti e che in alcuni studi è stato associato perfino a una ridotta incidenza di demenza, Parkison, diabete e alcuni tumori.

Vitamine e nutrienti: quel che abbiamo non ci basta

Chissà per quanto tempo ancora i nostri "esperti" continueranno a sostenere che le vitamine non servono o addirittura che fanno male? È curioso come questa posizione sia palesemente in contrasto con la letteratura scientifica e anche con l'opinione dei medici più innovativi e autorevoli in giro per il mondo. E allora perché questo atteggiamento? Perché negare l'evidenza sulle proprietà preventive e curative di vitamine, nutrienti e piante e invece chiudere non uno ma entrambi gli occhi sugli effetti collaterali e sull'inefficacia dei molti, troppi farmaci che assumiamo? Badate bene, i farmaci servono, eccome. Ma non tutti, non così tanti, non così precocemente nell'evoluzione di una malattia e non in modo così poco personalizzato. E, soprattutto, non come unico elemento di cura in quelle condizioni in cui lo stile di vita è la causa principale della malattia.

La risposta a queste domande è la stessa che siamo purtroppo costretti a dare su molti altri aspetti della medicina classica e, non di rado, di chi la rappresenta: un misto di malafede, interessi economici, ignoranza e manipolazione dell'informazione, che va tutto a discapito dei pazienti e a favore di chi con i farmaci incassa milioni di euro. Molti medici si rassegnano a far parte di questa rete di taciti accordi, di compravendite, di affari che danneggiano non solo i pazienti ma la medicina stessa come scienza e arte.

Sono medici che preferiscono i privilegi a loro elargiti dai potenti della medicina alla verità e alla salute dei loro pazienti. A volte privilegi e verità coincidono. A volte no. E per difendere questo status di casta, che è stato concesso loro non dai pazienti – gli unici ad avere il vero diritto di giudicare l'operato del medico – ma da un sistema complesso di potere, sono disposti a ingaggiare una feroce battaglia.

Non che tutto ciò che esula da questo sistema sia giusto, per carità. E nemmeno che tutto ciò che è al suo interno sia immancabilmente pericoloso e sbagliato. Io per primo sono convinto che senza ricerca, senza scienza, non si vada da nessuna parte. Ma il problema è il modo in cui si sceglie di dare risalto ad alcuni risultati e di ridimensionarne invece altri.

Per questo sulle vitamine e su altri cosiddetti integratori si assiste a una battaglia che ha del ridicolo: si costruiscono a tavolino studi per dimostrarne l'inefficacia e ci si dimentica dell'enorme quantità di studi che al contrario ne indicano un ruolo preventivo e perfino terapeutico. Ci si preoccupa delle tossicità (rarissime e frutto di terapie errate) e non delle carenze presenti invece in un numero enorme di individui. Si arriva perfino a parlare di "lobby dei produttori di vitamine" in un mondo, come quello medico, violentato ogni istante dalle vere lobby, quelle delle multinazionali dei farmaci e dei prodotti biomedicali.

Credo che chi tenta in tutti i modi di soffocare un confronto sereno e ragiona per pregiudizi, rifiutando le evidenze scientifiche (se non quelle che fanno comodo), lo faccia per tutelare i propri privilegi. Questo esprime un atteggiamento di paura che in questo caso è causato, io credo, dal timore che le vitamine e le terapie nutraceutiche possano ridurre di molto la necessità di assumere farmaci. E questo ad alcuni non piace.

Un multivitaminico tutti i giorni

Non è questa la sede per elencare tutta la ricerca a sostegno di ciò che dico. Chiunque desideri saperne di più può facilmente approfondire. Tuttavia voglio citare solo una lettura. Nel numero di giugno 2011 della prestigiosa rivista «FASEB» («The Journal of the Federation of American Societies for Experimental

Biology»), Bruce Ames, professore emerito a Berkeley, e Joyce McCann hanno pubblicato un articolo che ha l'autorevolezza per dire l'ultima parola sulle proprietà terapeutiche di vitamine e altri nutrienti. Ames da anni pubblica lavori sul ruolo delle vitamine nella complessa macchina biochimica dell'organismo e sul pericolo di carenze anche lievi ma croniche, come quelle a cui siamo esposti noi uomini moderni. A commento di questo ultimo lavoro di Ames, il direttore della rivista ha dichiarato: «Questo studio dovrebbe chiudere qualsiasi dibattito sull'importanza di assumere un buon multivitaminico tutti i giorni».

Ma allora non sarebbe il caso di smetterla di sostenere che quelle poche vitamine che assumiamo con la dieta sono più che sufficienti a proteggerci dalle avitaminosi acute? Sarebbe come dire che viaggiare in macchina con una ruota mezza sgonfia sia meglio che averla bucata. E perché mai rinunciare ad avere la pressione corretta? E così non è forse meglio disporre della quantità di vitamine sufficiente per garantire la funzionalità ottimale delle cellule piuttosto che di quella minima per non ammalarsi?

Ames ha chiamato l'insufficiente apporto vitaminico a cui siamo esposti *long latency deficiencies*, ossia carenze croniche, che non causano lo scorbuto o la pellagra ma sovvertono la biochimica cellulare, le capacità di autoriparazione del dna e quindi favoriscono l'insorgere delle tante malattie croniche che ci colpiscono. Vedremo se i nostri esperti leggeranno questo studio o se continueranno a fare finta di nulla.

Ma che ruolo hanno vitamine e nutraceutici nel sovrappeso e nell'obesità? Ci sono alcuni nutrienti che possiamo introdurre con sicurezza in un approccio alimentare mirato al dimagrimento? Come possiamo intervenire senza cadere nella trappola delle tante false promesse di risultati miracolosi?

Torniamo per un attimo alle ricerche di Bruce Ames. Se alle cellule arriva un apporto adeguato e bilanciato di vitamine, la complessa macchina di reazioni biochimiche che sta alla base del nostro metabolismo sarà in grado di funzionare in modo ottimale. Questo si tradurrà in una maggiore efficienza metabolica, con ripercussioni positive sulla salute e anche sul peso.

■ *Un multivitaminico*

Per affrontare al meglio un programma di riduzione del peso, è bene quindi assumere con regolarità un multivitaminico bilanciato. Questo non solo permetterà di evitare eventuali carenze, ma favorirà la corretta riattivazione del metabolismo.

■ *Omega 3*

Tra le tante azioni positive degli acidi grassi polinsaturi omega 3 c'è quella di aumentare le termogenesi e di permetterci di bruciare più grasso. Allo stesso tempo, un introito abbondante di omega 3 rende le cellule più sensibili agli effetti dell'insulina, facilitando l'ingresso del glucosio nella cellula e riducendo il rischio di insulino-resistenza. Inserire quindi nella nostra dieta dosi abbondanti di pesce azzurro, possibilmente di piccola taglia come sgombri, sarde e sardine, è molto utile per perdere peso in modo sano e permanente. Ma spesso l'apporto fornito dal pesce non è sufficiente e per questo 1-2 grammi di omega 3 possono essere aggiunti mediante integratori in tutte le persone. L'olio di pesce contribuisce anche a ridurre gli effetti negativi delle numerose molecole infiammatorie prodotte dal tessuto adiposo.

L'unica cautela è da raccomandare a chi assume contemporaneamente degli anticoagulanti.

■ *Il cromio*

Un altro elemento utile a migliorare l'interazione tra insulina e recettori cellulari è il cromio. Numerosi studi hanno rivelato che nelle persone in sovrappeso, obese o diabetiche, il cromio picolinato è in grado di ridurre la secrezione di insulina. Il difetto del cromio è che tende a ossidarsi, contribuendo ad aumentare i radicali liberi che circolano nel corpo. Per questo va assunto a dosaggi corretti (200-400 mcg al giorno) e in associazione con un buon antiossidante come l'acido alfa lipoico (400-800 mg), capace anche di ridurre la glicazione.

■ *Il magnesio*

È un altro elemento fondamentale per l'utilizzo del glucosio da parte della cellula, tanto che una carenza di questo elemento può favorire la comparsa di insulino-resistenza e iperglicemia. Non a caso è una condizione estremamente diffusa. Tra l'altro, avendo il magnesio un effetto rilassante e calmante, una sua carenza è spesso associata a nervosismo, irritabilità, insonnia, tensioni e crampi muscolari e alla cosiddetta "sindrome delle gambe senza riposo". Il magnesio può essere assunto in dosi di 200-500 mg al giorno.

■ *Il tè verde*

Un altro nutriente utile nella perdita di peso e allo stesso tempo con un'azione preventiva è il tè verde. Grazie al suo alto contenuto di catechine, di caffeina e di teanina, il tè verde, usato come supplemento nutrizionale o semplicemente come bevanda, è in grado di aumentare il metabolismo basale. La dose di un estratto al 93% deve essere di 500-1.000 mg al giorno.

Supplemento	Perché assumerlo	Dosaggio giornaliero
Multivitaminico	*Garantisce un apporto ottimale di vitamine e micronutrienti per la salute cellulare e un miglior funzionamento metabolico*	*Bilanciato e completo, meglio se naturale*
Omega 3	*Previene eventuali disturbi cardiometabolici, migliora l'azione dell'insulina, modula i processi infiammatori*	*1-2 grammi*
Cromio picolinato	*Aumenta la sensibilità insulinica*	*200-400 mcg*
Magnesio	*Aumenta la sensibilità insulinica, migliora l'utilizzazione del glucosio*	*200-500 mg*
Acido alfa lipoico	*Funziona come antiossidante e antiglicante*	*400-800 mg*
Estratto di tè verde al 93% minimo	*Garantisce un'azione antiossidante e aumenta il metabolismo basale.*	*500-1.000 mg*
Probiotico	*Mantiene una corretta flora batterica intestinale*	*10-15 miliardi di batteri vivi*
Vitamina D	*Migliora la regolazione immunitaria e metabolica, garantisce prevenzione oncologica e cardiometabolica, tutela la salute dell'osso*	*1.000-1.500 UI*

L'integrazione alimentare nella perdita e nel controllo del peso.

■ *Un probiotico*

Abbiamo visto le complesse interazioni tra flora batterica e regolazione del metabolismo e quindi non possiamo non includere un probiotico ad alto dosaggio

(10-15 miliardi di batteri vivi) nella lista degli integratori utili per il controllo del peso e del metabolismo.

■ *La vitamina D*

Non dimentichiamo infine un'altra vitamina assolutamente indispensabile per la nostra salute e per la regolazione di molti processi cellulari: la vitamina D. Molti esperti considerano la carenza di vitamina D una vera e propria pandemia e da tempo sollecitano le istituzioni ufficiali a rivedere le quantità minime necessarie e a sensibilizzare le persone ad assumerne a sufficienza. Purtroppo, si tratta di una vitamina carente negli alimenti e che nell'uomo viene prodotta grazie all'esposizione alla luce solare. Per la maggior parte di noi, che di sole ne prendiamo assai poco e solo d'estate, è necessario integrare la vitamina D con dosi aggiuntive. La quantità ideale per tutti è tra le 1.000 e le 1.500 UI al giorno.

La dieta di casa nostra

Dopo questa panoramica, vi starete senz'altro chiedendo se quanto affermo rispetto ai principali alimenti che rientrano nella nostra dieta non suoni assai simile a quello che dicono i sostenitori della dieta mediterranea.

In effetti la dieta mediterranea è uno degli approcci nutrizionali sui quali esistono più riscontri scientifici positivi, e non solo riguardo alla forma fisica. Protezione cardiovascolare, ridotta incidenza di cancro e perfino prevenzione dell'Alzheimer sono solo alcuni degli effetti riscontrati nelle persone che seguono un'alimentazione mediterranea.

Ma chi sono queste persone? È proprio qui iniziano i

problemi! Siamo noi italiani? O forse i greci o i turchi? O invece i nordafricani? O si tratta piuttosto di un popolo virtuale che si alimenta correttamente ma non per questo è classificabile in una specifica cultura alimentare territoriale?

In effetti, è proprio così. L'alimentazione che gli studi definiscono "mediterranea" si basa su una moderata assunzione di cereali integrali, frutta e verdura di stagione, molto pesce, carni magre di buona qualità, legumi, noci e olio d'oliva. È un'alimentazione che oggi non possiamo definire tipica di nessuno dei paesi mediterranei, tantomeno dell'Italia, dove mediamente siamo più orientati su croissant, tramezzini, panini, pizza, pane, pasta e dolci. E del resto è comprovato che anche altre abitudini alimentari, come quelle degli abitanti di Okinawa in Giappone, dove si vive bene e molto a lungo, sono preventive quanto la dieta mediterranea.

Purtroppo (per noi) i nostri esperti si sono affrettati invece a sostenere che eravamo noi i veri mediterranei e che quindi in Italia non avevamo alcun problema alimentare. Mangiamo già bene, ci rassicuravano, come se per l'appunto il fatto di essere italiani, e quindi mediterranei, fosse di per sé una garanzia. E così nessuno ha visto in tempo il massiccio aumento nel consumo di carboidrati raffinati e zuccheri che stava caratterizzando le nostre abitudini alimentari e che ha portato con sé sopvrappeso, obesità, diabete e molte altre malattie.

Soprattutto o solo verdure?

Ci sono anche altri approcci alimentari che vale la pena menzionare brevemente. Da tempo, in mezzo a questo frastuono creatosi sul tema alimentazione, sta emergendo forte la voce dei vegetariani e dei vegani. I primi escludono dalla dieta carne e pesce, i secondi evitano tutti gli alimenti di origine animale, quindi anche latte, formaggi e uova sono banditi dalla loro tavola. Le librerie traboccano di manuali di ricette vegetariane e vegane e sempre più persone si avvicinano a questi regimi alimentari. Ma fanno davvero bene?

Se da una parte le motivazioni razionali ed emotive di simili scelte, fondamentalmente di tipo etico, contro la sofferenza degli animali, sono assolutamente comprensibili e condivisibili, dall'altra questi regimi non offrono di per sé la garanzia di un'alimentazione sana. Inoltre, anche sul fatto che diete che escludono i prodotti di origine animale possano essere effettivamente a beneficio degli animali stessi e di un mondo meno inquinato e più sostenibile, non tutti concordano. I pareri e le analisi sono molteplici.

I vegetariani e i vegani tendono a sottolineare alcune ragioni per cui le loro scelte sarebbero più sane. Al primo posto collocano generalmente l'assunto che gli esseri umani si sono evoluti per mangiare piante e cibi vegetali, e non animali. Poi sostengono che i cibi animali hanno tassi elevati di colesterolo, pericoloso per la salute. Infine che i cibi di origine vegetale apportano vitamine, minerali e fitonutrienti, e questo è senza dubbio vero ma non esclude che anche le proteine e i grassi animali abbiano una funzione importante nel nostro organismo. Il vero vantaggio dell'essere vegetariani o vegani non viene tanto dall'eliminazione delle proteine animali ma dall'aumento dell'apporto di alimenti vegetali, e questo è indubbiamente importante.

Ma andiamo per ordine. Sebbene in un passato remoto la nostra alimentazione non prevedesse carne animale, non c'è dubbio che nell'evoluzione dell'uomo, a partire da 2-3 milioni di anni fa fino alla comparsa dell'Homo sapiens, ossia circa 200.000 anni fa, siano stati acquisti tratti anatomici e biochimici che non solo ci hanno permesso di introdurre nella nostra alimentazione proteine animali, ma hanno di fatto spinto in tal senso. Non esiste alcun dubbio su questo aspetto sul piano evolutivo. Secondo diversi esperti ci sono numerose funzioni dei denti, varie azioni della mandibola, molti processi digestivi, funzioni dello stomaco e della cistifellea, la stessa complessa microbiologia dei batteri intestinali e la struttura del colon a confermare che non solo siamo abili e arruolati per le proteine animali, ma che tali proteine ci servono perché fanno parte di quegli alimenti che ci hanno permesso di diventare gli esseri complessi e sofisticati che siamo. C'è anche da dire che nel mondo primitivo non era così semplice procurarsi cibo vegetale. Pensate alla lunghissima glaciazione del nostro pianeta. Che verdure volete che avessero a disposizione i nostri antenati? E a quel tempo non c'erano nemmeno i cereali, che sono subentrati molto più tardi, con l'agricoltura. In questo bisogna piuttosto convenire con ciò che sostengono i seguaci della dieta paleolitica, che vedono nell'introduzione massiccia di carboidrati, e non già di carne, uno dei problemi principali della dieta moderna. E in effetti i vegetariani, e soprattutto i vegani, mangiando frutta, verdura e cereali in quantità, rischiano di assumere zuccheri in eccesso. E i cereali sono certamente meno indispensabili per il nostro organismo rispetto a proteine e grassi! È bene infatti ricordare che il tanto temuto colesterolo è fondamentale per la vita stessa in quanto è la molecola da cui si formano tutti gli ormoni steroidei, necessari per il nostro sviluppo e la nostra salute.

Certo, un eccesso di grassi saturi non è salutare, ma la stragrande maggioranza del colesterolo in circolo (quello che si misura con le analisi del sangue, tanto per intenderci) è prodotto dal fegato e non è quindi di origine alimentare. Anzi, per dirla tutta, il fegato predilige proprio i carboidrati come molecole da cui formare colesterolo!

Del resto il consumo di grassi è calato di decine di punti percentuali da quando la comunità medica ha lanciato i suoi allarmi – forse un po' superficiali – ma ciò non sembra aver contribuito né a ridurre il sovrappeso né tantomeno le patologie metaboliche. In quest'ottica, ci sarebbe anche da chiedersi se non fosse stato meglio porre più attenzione agli oli vegetali piuttosto che ai grassi saturi. Oli come quello di girasole sono ricchi di omega 6, acidi grassi polinsaturi ma proinfiammatori, molto presenti nei cibi industrializzati. I vegani e vegetariani, non mangiando pesce, sono particolarmente esposti a carenze di omega 3, di cui si ottengono difficilmente le quantità necessarie con cibi vegetali contenenti l'olio di lino. Quest'ultimo infatti, pur presentando omega 3, non fornisce i fondamentali acidi eicosapentanoico e docosaesanoico ma un loro lontano parente, l'acido alfa linolenico, che per convertirsi nei due omega 3 davvero utili richiede una serie di reazioni biochimiche che non avvengono sempre e in tutti in modo ottimale.

Tornando ai vegani, ricordiamo che possono essere esposti a carenze come quella di vitamina B12, prodotta da microrganismi batterici e presente solo nei cibi animali. Quantità sufficienti di vitamina B12 sono fondamentali, assieme all'acido folico e alla vitamina B6, per smaltire una molecole irritante e infiammatoria per le nostre arterie, l'omocisteina. La vitamina B12 serve anche a proteggere il nostro dna e perfino le strutture più delicate del nostro organismo, i nervi.

I vegani rischiano inoltre di assumere poco triptofano, che è un precursore della serotonina, il neurotrasmettitore che ci tiene sereni e rilassati. Dalla serotonina si forma poi la melatonina, l'ormone che regola e facilita il sonno. Se scegliete questo tipo di nutrizione, tenete in considerazione questi aspetti.

Una volta che i vegani hanno smesso di fare notizia, sono spuntati i fruttariani. Anche qui non entro nel merito di scelte emotive ed etiche ma discuterò solo di aspetti di natura tecnica. I fruttariani sono un po' i "duri e puri" dell'alimentazione a base vegetale, in quanto fondano la loro teoria alimentare sulla nostra lontanissima origine di animali frugivori, non ancora bipedi, che passavano la maggior parte del loro tempo sugli alberi. Questa lontanissima origine basta ai loro occhi a giustificare l'eliminazione dalla nostra dieta di tutti gli alimenti tranne la frutta.

Sul piano nutrizionale, tuttavia, questo ragionamento non regge. Come abbiamo già detto, l'uomo è diventato quello che è oggi proprio perché si è evoluto sul piano alimentare. Sarebbe stato impossibile colonizzare l'intero globo e sviluppare un cervello come il nostro attingendo solo alla frutta. E poi in natura la frutta è davvero scarsa e quindi l'immagine del pacifico frugivoro che mangia ciò che gli alberi gli donano è piuttosto irreale.

Se anche un simile periodo di pace e armonia alimentare fosse realmente esistito, si è obbligatoriamente interrotto molto tempo fa per innumerevoli ragioni. In testa a tutte, la glaciazione e la colonizzazione di aree del pianeta con scarse risorse alimentari.

Posso capire l'avversione verso la morte e la sofferenza che vegani e fruttariani condividono, ma siamo sicuri che un'alimentazione priva di prodotti animali elimini la morte o ne riduca la sofferenza? Come accennavo sopra, non tutti sono d'accordo. Alcuni autori infatti ritengono siano argomentazioni limitate, che non tengono conto che anche l'uomo, come qualsiasi animale, è parte di un complesso ecosistema e che anche noi, una volta morti, finiamo sotto terra e diventiamo "cibo" per il terreno e gli organismi che questo contiene. Un po' macabro, detto così, ma è il modo in cui dalla morte rinasce la vita. Badate bene: questo non giustifica in alcun modo i moderni lager in cui vengono allevati gli animali e contro cui, a onor del vero, solo gli animalisti, i vegani e i vegetariani si ribellano. Basterebbe però un approccio meno incentrato sul solo profitto per cambiare il modo in cui gestiamo gli animali, così come molti altri aspetti del nostro pianeta.

Purtroppo, tuttavia, la morte e la sofferenza non sono estranee al mondo di vegetariani, vegani e fruttariani. Pensate a quanti topi e conigli vengono macellati nei campi coltivati con mezzi meccanici pesanti. Oppure a quanti pesci muoiono quando il corso dei fiumi viene deviato per irrigare le colture. O a quanti animali sono scomparsi mano a mano che si sono creati maggiori spazi destinati all'agricoltura. Secondo molti autori, ad esempio, in America i bisonti e i lupi sono sostanzialmente scomparsi a causa di questa "rivoluzione" agricola, che ha avuto un impatto ben più devastante di quello causato dalla caccia. O pensate a quanti insetti vengono uccisi dai pesticidi. Sì, certo, gli insetti fanno meno pena dei bovini degli allevamenti. Ma se la morte è inconcepibile, anche la loro dovrebbe entrare nella discussione. Insomma, il vero problema non è cibarsi o meno degli animali e dei prodotti derivati, ma come li trattiamo e le condizioni in cui li facciamo vivere. Questo, come abbiamo visto, ha anche delle gravi ripercussioni sulla nostra salute.

In conclusione, e con il massimo rispetto per idee che sono espressione genuina di una preoccupazione che è certamente preferibile al disinteresse imperante, sul piano scientifico vegetariani, vegani e fruttariani non sono per definizione sulla strada giusta. È certamente indispensabile aumentare drasticamente l'assunzione di verdure ma per fare ciò non occorre affatto eliminare i cibi animali, occorre selezionarli bene.

Non dimentichiamoci infatti che, sia per i cibi vegetali sia per quelli animali, la caratteristica fondamentale è la provenienza. Supponiamo di voler per esempio raffrontare la qualità di una verdura cresciuta in un campo inquinato e trattata pesantemente con pesticidi e fertilizzanti e un animale cacciato in una foresta. Sarebbe difficile giudicare quale alimento è davvero migliore.

Il nostro futuro alimentare si colloca dunque fuori da scelte radicali attuabili solo da pochi e deve invece essere espressione reale di una ritrovata armonia tra essere umano e pianeta.

Diete a confronto

Negli anni abbiamo assistito a decine di vere e proprie guerre tra diete diverse. Sui giornali, in televisione e nelle case di migliaia di persone si sono scontrate teorie fra le più disparate, menu opposti, ognuno dei quali veniva descritto come la versione definitiva dell'alimentazione perfetta. L'approccio nutrizionale di gran lunga più noto e condiviso, sostenuto allo stesso tempo da medici e casalinghe, è stato per anni quello della dieta ipolipidica, ossia a basso contenuto di grassi, descritta come la strada migliore per una salute ottimale. Tuttavia molte ricerche hanno dimostrato che le diete ipolipidiche non sono state all'altezza delle aspettative. Le ragioni che rendono queste diete inefficaci sono perlomeno due. La prima è che non distinguono tra i grassi che ci fanno davvero male e quelli invece sani. La seconda è che la maggior parte delle persone, nel ridurre i grassi, finisce con l'aumentare di molto l'introito di carboidrati. Questo eccesso di carboidrati contribuisce a peggiorare i meccanismi di regolazione della glicemia e ad aumentare la presenza di un ormone che ci fa ingrassare: l'insulina. Non a caso, nei decenni in cui l'introito di grassi è diminuito costantemente, le nostre pance sono invece cresciute. In alcuni paesi come gli Stati Uniti il consumo di grasso dal 1960 alla fine degli anni Novanta è calato dal 45% al 33%, mentre la percentuale di persone obese e in sovrappeso è salita dal 44% al 64,5%! Ci sono studi a lungo termine che confermano l'inefficacia di una generica riduzione dei grassi nel perdere peso. In particolare, in uno studio durato otto anni chiamato *Womens' Health Initiative Dietary Modification Trial*, le donne assegnate a una dieta ipolipidica non hanno perso peso rispetto a quelle che mangiavano grassi liberamente.

Allo stesso modo la ricerca non conferma l'efficacia di un altro approccio sempre più popolare, quello dell'eliminazione totale dei carboidrati e dell'aumento netto delle proteine. Sebbene alcuni dati indichino che una drastica riduzione dei carboidrati permetta una più rapida perdita di peso rispetto alla riduzione dei grassi, l'effetto è solo a breve termine. Anche in questo caso non è tanto l'eliminazione di un macronutriente la soluzione, quanto la selezione della sua forma migliore. Nel caso dei cereali, come sappiamo, vanno scelti quelli integrali al posto di quelli raffinati.

Abbiamo detto dei benefici della dieta mediterranea (quella vera). Uno studio recente ha fatto un confronto diretto tra dieta mediterranea e dieta a ridotto contenuto di grassi. Dopo 18 mesi, il gruppo sottoposto alla dieta ipolipidica era aumentato di 3 chili, mentre quello che seguiva l'alimentazione mediterranea senza controllo dei grassi aveva perso 4,5 chili. Ma la cosa più interessante è che la cosiddetta dieta mediterranea è molto più facile da seguire, visto che tutti i partecipanti assegnati a tale schema alimentare lo seguivano ancora alla conclusione dello studio.

Dal confronto di vari tipi di interventi nutrizionali emerge che l'aderenza al programma e le specifiche caratteristiche dei cibi inseriti sono più importanti delle scelte drastiche spesso rappresentate nel nome dato alla dieta. Un altro confronto fatto qualche tempo fa tra le diete Atkins, Ornish, mediterranea e a varie percentuali di macronutrienti conferma questa ipotesi. Oltre 800 volontari furono seguiti per 2 anni e le differenze tra i diversi approcci furono minime. Leggendo però tra le medie statistiche, ci si accorge che le persone che utilizzarono maggiormente un supporto psicologico-comportamentale persero più peso e ne ripresero meno. Forse la mente conta molto di più di quanto pensiamo!

Un altro studio importante, chiamato DIRECT (*Dietary Intervention Randomized Controlled Trial*), ha visto coinvolti 322 soggetti, uomini e donne, con indice di massa corporea superiore a 30. 1/3 dei partecipanti fu assegnato a una dieta ipolipidica, 1/3 a un regime con pochi carboidrati e 1/3 a una dieta mediterranea. Dopo 2 anni il gruppo della dieta ipolipidca aveva perso in media 3,2 chili, quello della dieta mediterranea aveva ridotto il peso di 4,8 chili e il gruppo a basso apporto di carboidrati ne aveva buttati giù 5,1. Questi ultimi avevano ridotto di molto anche i trigliceridi e visto aumentare le HDL protettive. Le persone che avevano seguito la dieta mediterranea avevano però ridotto maggiormente l'infiammazione e tra questi i soggetti diabetici avevano ottenuto un miglior controllo della glicemia.

Non esiste quindi la dieta perfetta. Quello che conta è mangiare bene a lungo termine.

L'effetto yo-yo

La storia che sto per raccontarvi sembra incredibile, eppure rientra in una casistica assai frequente e testimonia proprio l'inutilità di approcci dietetici tanto radicali quanto estemporanei.

Era metà giugno e mancava poco agli esami di maturità. A Susanna sembrava di essere chiusa in casa da settimane. Faceva caldo, le finestre erano spalancate. C'erano carte e libri un po' dappertutto. Susanna era distesa sul letto. Teneva in mano una serie di fogli zeppi di formule matematiche e guardava la scrivania di fronte a lei, sotto la finestra. Aveva lasciato lì appoggiato un grosso pezzo di cioccolato. A dire il vero, ne aveva già spazzolata una confezione intera la sera prima. «Per tenermi sveglia fino a tardi» si era giustificata. Era di quel cioccolato bianco, che in realtà è quasi tutto zucchero e latte in polvere, e il caldo lo aveva anche un po' sciolto. Mentre cercava di concentrarsi, si accorgeva che c'era una vera e propria forza che la calamitava verso la scrivania e il suo magico deposito. Il pensiero era lì, inchiodato a quel gusto dolce, a quella sensazione di piacere che provava quando il cioccolato le si scioglieva in bocca. Era la prima volta che le capitava una cosa del genere. Sentiva un'attrazione quasi incontrollabile, che non la lasciava concentrare, tanto che a un certo punto si alzò e divorò l'intera barretta in un istante.

Quell'episodio Susanna l'avrebbe ricordato benissimo anche a distanza di molti anni, perché rappresentò una vera rottura con la sua adolescenza e fu proprio da allora che il suo peso cominciò a comportarsi come il vagone impazzito di una montagna russa.

Il primo anno di università, sempre sotto pressione per lo studio, Susanna ingrassò ben quattordici chili. Era scontenta e irritabile, aveva l'intestino gonfio e la sua pelle si era riempita di brufoli. Sua madre l'aveva portata da un dietologo molto noto a quel tempo, che le aveva prescritto una rigida dieta ipocalorica e un programma di esercizio fisico. Fra le lezioni e gli esami, Susanna aveva però poco tempo per fare sport e così decise di seguire con il massimo impegno la dieta. Aveva a disposizione circa 1.100 kilocalorie al giorno, ma era libera di scegliere gli alimenti in base alle sue preferenze. Poteva mangiare prosciutto, yogurt, formaggio, pasta, pane, patate: in pratica tutto ciò che aveva sempre mangiato, ma in quantità ridotte. Per questo era costretta a pesare tutto e a dosare l'olio d'oliva con il cucchiaino. Ogni pasto era diventato più una sofferenza che un piacere, ma fu contenta nel vedere che i suoi sacrifici venivano ripagati perché, settimana dopo settimana, il peso cominciava a calare. Grazie a quella dieta perse 15 chili: si sentiva rinata e ringraziò di cuore la madre per averla portata da quel dietologo. Passarono tre anni e Susanna arrivò a ridosso della laurea.

Fu un giorno, davanti al computer, mentre stava preparando la tesi, che a Susanna ritornò in mente la maturità e quella scena del cioccolato. Le venne da ridere, ma d'un tratto si rese conto che era tantissimo che non si pesava più. Ultimamente sua mamma le aveva detto che l'aveva trovata ingrassata, ma lei aveva fatto spallucce, e poi aveva semplicemente rimosso il problema, tornando a immergersi nei libri. Cercava di guardarsi poco allo specchio, perché l'immagine che le restituiva – i fianchi quasi più larghi delle spalle, la cellulite su glutei e cosce, i rotoli di ciccia sulla pancia, le smagliature che le erano rimaste dal tempo di quella famosa dieta e il seno sempre più grosso ma cascante – non le piaceva affatto. Spalancò la porta e corse verso il bagno, dove in qualche armadietto era sicura ci fosse una bilancia. Rovistò ovunque finché non riuscì a trovarla, la appoggiò a terra, si spogliò e con esitazione ci salì sopra, chiudendo per un attimo gli occhi. Dovette respirare a fondo per trovare il coraggio di riaprirli e leggere quel numero che avrebbe assunto il ruolo di un verdetto. Quando lo fece, pensò che la bilancia non fosse tarata correttamente. Scese e si affrettò a riposizionare l'asticella sullo zero. Salì nuovamente, e si rese subito conto con non si trattava di un errore. Pesava 79 chili. Non aveva solo ripreso i 15 chili persi, ma ne aveva messi su altri 4. E non se ne era praticamente resa conto.

Questa volta le ci vollero alcuni giorni per riprendersi dallo shock. Visto che la consegna della tesi era imminente, decise che si sarebbe messa a dieta subito dopo, quando tutto sarebbe cambiato. Aveva infatti in programma di lasciare l'appartamento che condivideva da un paio d'anni con due amiche studentesse (che i loro continui spuntini in cucina fossero la causa del suo problema?) e di tornare subito dai suoi in attesa di trovare un lavoro. Quel periodo a casa sarebbe stato perfetto per rimettersi a dieta e riprendere in mano la situazione. E così, solo qualche mese dopo, Susanna aveva riperso 11 chili. Non quanto sperava, visto che era stata molto più dura della prima volta. Sua mamma si era perfino preoccupata, perché le sembrava che mangiasse davvero troppo poco, ma d'altra parte il suo metabolismo si era spento e, ormai adattato alle brusche riduzioni di calorie, aveva smesso di bruciare grasso.

Negli anni a seguire Susanna andò incontro ad altri episodi del genere: quando perse il suo primo lavoro, dopo la prima gravidanza e nuovamente dopo la seconda. Ogni volta che si rimetteva a dieta perdeva sempre meno chili e quando tornava a ingrassare ne prendeva sempre qualcuno in più. In buona sostanza, gli alti e i bassi del suo peso, sulla linea del tempo, fomavano in realtà una curva ondulata che tendeva inesorabilmente verso l'alto.

Quella di Susanna è una storia molto comune ed è il triste risultato di un'interpretazione errata del termine dieta. L'etimologia della parola rimanda, in greco antico, a un corretto stile di vita, non certamente a una momentanea riduzione delle calorie. Sarebbe bene che tornasse a essere così anche al giorno d'oggi.

L'affermarsi di un'alimentazione complessivamente sempre più errata, ipercalorica e iponutriente, ha permesso il proliferare delle diete che conosciamo, che si offrono come soluzioni temporanee a errori alimentari che si ripropongono invece costanti nel tempo. Ma come può funzionare un approccio del genere? Come possiamo pensare di mangiare sempre male e poi, di tanto in tanto, risolvere il problema con una dieta? Se avete una gomma a terra, continuate a gonfiarla in attesa che si sgonfi nuovamente oppure cercate di ripararla una volta per tutte?

Le diete estemporanee hanno fatto sì che tantissime persone siano state esposte al cosiddetto effetto yo-yo, cioè a delle micidiali montagne russe del peso che, per il corpo, sono perfino peggio di un lineare e costante aumento. L'effetto yo-yo altera ulteriormente il metabolismo e rende l'organismo sempre più refrattario a una perdita sana e fisiologica del grasso in eccesso. Inoltre, dal punto di vista psicologico, peggiora ancor di più il rapporto che la persona ha con il cibo e con se stessa.

Sono i medici per primi a dover abbandonare questo approccio, lasciando perdere le diete ipocaloriche standardizzate e a termine e impegnandosi invece a rieducare i propri pazienti a nutrirsi in modo corretto e sano per tutta la vita. Solo in questo modo si otterranno in parallelo due vantaggi: una perdita di peso stabile e una ritrovata salute.

L'illusione del bisturi

Trattando di dimagrimento e grasso in eccesso, impossibile non menzionare, anche se a volo d'uccello, un altro "metodo" cui molti ricorrono, specie dopo aver tentato più volte e invano la strada delle diete: la chirurgia plastica. Si conoscono mille procedure e interventi, spesso molto costosi. I chirurghi, come scultori alla ricerca di un'opera perfetta, cesellano, modellano, risucchiano, tagliano via il grasso da pance e cosce. Una volta usciti più magri dalla sala operatoria, e superati i giorni in cui le ammaccature li rendono comunque poco affascinanti, i pazienti che si sottopongono a chirurgia estetica si ritrovano con un corpo reinventato e per tanto tempo desiderato, sicuri che il sovrappeso li abbia lasciati per sempre.

Purtroppo, così non è. Un recente studio ha dimostrato come il corpo non si faccia ingannare da un metodo senz'altro affascinante ma che non mira alla correzione dei nostri problemi metabolici. Esiste un vero e proprio meccanismo di difesa che l'organismo mette in atto per recuperare il grasso che gli è stato sottratto artificialmente e troppo in fretta.

E c'è di peggio. Nel farci questo "dispetto", il corpo non ci riporta alla situazione di partenza ma "si vendica", accumulando parte di quel tessuto adiposo eliminato chirurgicamente nel deposito più pericoloso, quello del grasso viscerale.

Insomma, ogni volta che cerchiamo una scorciatoia finiamo in realtà in trappola, proprio a causa della complessità del problema. Se è tanto complicato quello che accade quando ingrassiamo, quanto può essere invece semplice la correzione del problema a lungo termine: quell'alimentazione fatta di cibi naturalmente ricchi e idonei che ci cura dall'incubo del sovrappeso e dai rischi che pone per la salute. Ogni volta che cerchiamo di vincere la guerra contro il grasso con trucchi, slogan e diete alla moda, perdiamo. E i dati epidemiologici sono lì a ricordarcelo, in tutta la loro numerica freddezza.

La vera risposta arriva dalla nutrigenomica

Dobbiamo allora rassegnarci? L'uomo si evolverà davvero in una versione obesa di sé? I canoni estetici torneranno a cambiare grazie a nuovi standard imposti da una classe dominante di individui in sovrappeso? O invece continueremo a sognare gli addominali a tartaruga e le cosce da modella dei pochi belli e magri che ci costringeranno a un'infelicità globale? Ce la faremo a ingannare la nostra biologia riuscendo a rimanere sani pur ingrassando? O al contrario ci ammaleremo sempre di più? E infine, la scienza sarà in grado di scoprire una cura miracolosa, la tanto attesa pillola magica che curi l'obesità o continueremo ad assistere ad annunci clamorosi seguiti da altrettanto clamorose ritrattazioni?

A queste domande non vi sono risposte certe, ma da quel che so è indispensabile ritrovare quella delicata armonia alimentare e metabolica da tempo perduta, dando vita a un rinnovato dialogo tra cibo, corpo e cellule. Perché, a ben guardare, si tratta di un dialogo molto antico e ancora presente nei nostri geni, pronto a riaffermarsi dopo tanta incomprensione. La situazione in cui ci troviamo adesso è paragonabile quella biblica dopo la costruzione della torre di Babele: il cibo (o meglio, il non-cibo) che ingeriamo parla un linguaggio che il nostro organismo non comprende. È necessario recuperare quella lingua condivisa e perduta.

La nutrigenomica, la scienza che studia gli effetti del cibo sull'espressione genica (ossia su come l'informazione contenuta nel dna viene trasformata in proteine che esercitano un'azione biologica all'interno delle nostre cellule) è la strada maestra sulla quale riavviare questo dialogo. Utilizzeremo il cibo al fine di regolare l'espressione dei nostri geni, attivare il metabolismo, ridurre l'infiammazione, farci dimagrire e, in ultima analisi, mantenerci sani.

Bisogna far piazza pulita dell'enormità di cibi industriali e processati che invadono le nostre tavole. Il cibo non è solo calorie. Le 30-60 tonnellate di alimenti che assumiamo in una vita portano con sé una miriade di molecole che funzionano come veri e propri messaggeri e hanno la capacità di regolare o distruggere i processi cellulari.

Di fronte alla miriade di informazioni che gli studi su queste interazioni stanno portando alla luce non possiamo più far finta di non sapere. Non possiamo più accettare suggerimenti superati o basati solo sui consigli delle nonne (con tutto il rispetto per le nonne), sulle diete di grido o su trovate di marketing. È dovere di scienziati e medici fare in modo che questo nuovo sapere permetta a tutti di operare delle scelte nutrizionali corrette. La maggior parte di noi oggi può scegliere di rimanere in buona salute, di non ingrassare e perfino di mantenere stabilmente il peso raggiunto senza dover lottare più.

Parte Quarta

MANGIARE PER DIMAGRIRE

Riprogrammazione metabolica

Riprogrammare è un bel verbo. Unisce la dinamicità e lo stimolo al cambiamento del prefisso alla metodicità rassicurante del termine "programma". Anche metabolismo è un bel termine. È il risultato complessivo della delicata rete di reazioni biochimiche che caratterizza ogni individuo. Una cornice di fattori genetici arricchita da una tela di sottili disegni, che sono invece determinati dalle nostre scelte quotidiane. In ultima analisi, il metabolismo è ciò che ci mantiene sani o che ci fa ammalare, ciò che ci permette di restare in forma o che ci fa ingrassare e, perfino, ciò che ci rende felici o, al contrario, tristi e depressi.

Ma riprogrammazione metabolica è anche un termine scientifico che denota un cambio di paradigma nella nostra percezione del cibo, un nuovo sguardo sulla nutrizione che ci permette finalmente, agendo intelligentemente sul nostro metabolismo, di perdere peso e guadagnare in salute.

Come abbiamo sottolineato in precedenza, fino a non molto tempo fa il cibo era visto da scienziati e medici esclusivamente come un combustibile ma oggi, grazie alla nutrigenomica, sappiamo invece che esso apporta al corpo molecole che fungono da importanti messaggeri.

In molti animali, tra cui i roditori, è stato dimostrato come la manipolazione della nutrizione pre e postnatale porti a cambiamenti fisiologici e anatomici duraturi nel tempo. Per esempio, la denutrizione fetale può portare a una deficienza insulinica, mentre una nutrizione eccessiva comporta diabete gestazionale e iperinsulinemia. Una sovranutrizione dopo la nascita, con elevato introito di carboidrati, causa nel tempo insulino-resistenza e iperinsulinemia. Sembra perfino che questa "informazione" metabolica possa essere trasmessa di generazione in generazione, anche in assenza di eventuali comportamenti nocivi. Ma come è possibile che i segnali metabolici siano così forti da poter addirittura essere "ereditati"?

Possono essere coinvolti vari meccanismi. Lo zucchero, per esempio, ha degli effetti mutageni a lungo termine ed è sospettato di essere alla base di molte complicazioni che si sviluppano nel primo trimestre di vita in feti di madri diabetiche. Un altro meccanismo dipende dall'apporto di acido folico e vitamine del gruppo B, funzionali alla stimolazione di un processo detto *metilazione*, che ha un'azione diretta sull'attività di alcuni geni. Per esempio nei cosiddetti topi agouti, selezionati geneticamente in laboratorio per diventare obesi e chiari di pelo, la somministrazione di elevate dosi di acido folico e vitamine del gruppo B è in grado di spegnere il gene anomalo e di consentire uno sviluppo normale.

Anche se le ricerche sono ancora in fase preliminare, quello che sembra certo è che oltre alle calorie, gli alimenti veicolano segnali che possono essere utilizzati per riprogrammare e, nel nostro caso, riattivare il metabolismo assopito dagli eccessi.

I passi per cambiare

La riprogrammazione metabolica si basa su alcuni semplici passi che andranno però seguiti con attenzione:

1) Assumere cereali è meglio che eliminarli, ma vanno utilizzati in quantità modeste e solo quelli integrali, ricchi di fibra. Lo zucchero va eliminato completamente.
2) Abbonda in verdure di ogni tipo, seguendo la stagionalità e scegliendo preferibilmente quelle nostrane e di coltivazione biologica. Lo stesso dicasi per la frutta: di stagione, nostrana e biologica. Verdura e frutta apportano vitamine, minerali, antiossidanti e importantissimi fitonutrienti.
3) Nel selezionare le proteine, prediligi pesce, pollame allevato a terra, carni magre, legumi e uova biologiche.
4) Arricchisci la tua dieta di grassi sani come quelli contenuti in olio d'oliva, noci e olio di pesce. Riduci invece i grassi saturi ed evita completamente gli oli vegetali e i grassi idrogenati.
5) La fibra è fondamentale. Oltre a quella insolubile apportata dai cereali integrali, abbonda con verdura e frutta, che permettono di aumentare l'introito di fibra solubile.
6) Bevi acqua durante tutta la giornata, a piccoli sorsi frequenti. Evita invece le bevande dolci o con dolcificanti.
7) Impara le corrette proporzioni tra i vari macronutrienti seguendo lo schema proposto nelle pagine successive.
8) Fatti consigliare da un medico esperto una terapia nutraceutica con integratori mirati, oppure segui la tabella a pagina 117, che rappresenta un approccio cauto, sicuro ma innovativo alla perdita di peso.

Il programma descritto nelle prossime pagine ha come obiettivo proprio quello di riprogrammare il tuo metabolismo, riattivare la produzione di energia e favorire l'utilizzo delle scorte di grasso distribuite nel tuo corpo. Per far questo, seguiremo i più innovativi orientamenti in campo nutrizionale, andremo oltre la pura visione calorica del cibo e sfrutteremo invece le proprietà metaboliche e nutrigenomiche dei nutrienti che ogni alimento contiene. In altre parole, faremo del cibo il nostro più prezioso alleato per perdere peso. Ma non ci fermeremo solo al cibo. La riprogrammazione metabolica avviene compiutamente solo se lavoriamo su tre pilastri paralleli e integrati:

1) *rilassamento e gestione dello stress*
2) *riattivazione motoria*
3) *nutrizione e nutraceutici*

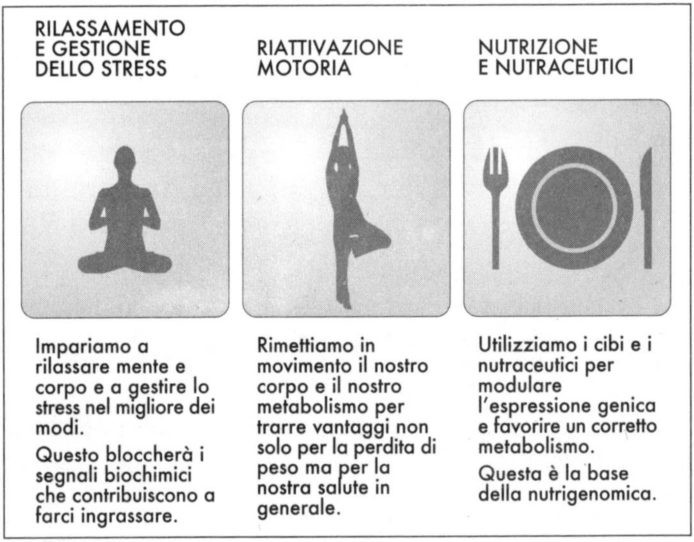
RILASSAMENTO E GESTIONE DELLO STRESS
RIATTIVAZIONE MOTORIA
NUTRIZIONE E NUTRACEUTICI
Impariamo a rilassare mente e corpo e a gestire lo stress nel migliore dei modi.
Questo bloccherà i segnali biochimici che contribuiscono a farci ingrassare.
Rimettiamo in movimento il nostro corpo e il nostro metabolismo per trarre vantaggi non solo per la perdita di peso ma per la nostra salute in generale.
Utilizziamo i cibi e i nutraceutici per modulare l'espressione genica e favorire un corretto metabolismo.
Questa è la base della nutrigenomica.

I tre pilastri della riprogrammazione metabolica.

I tre pilastri della riprogrammazione metabolica rientrano in quello che si potrebbe definire un approccio epigenetico alla perdita di peso, vale a dire mirato a inviare all'organismo e al codice genetico i segnali necessari per autoregolarsi, autoripararsi e riattivarsi.

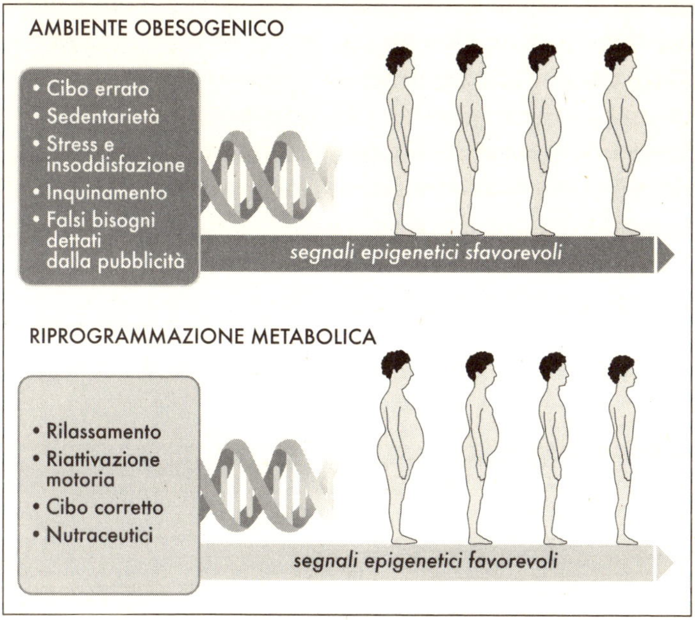

Rappresentazione grafica degli effetti epigenetici dell'ambiente obesogenico e della riprogrammazione metabolica.

Iniziamo con il prenderci le misure

Il primo passo per poter valutare i risultati ottenuti progressivamente con la riprogrammazione metabolica è quello di conoscere nel dettaglio la condizione iniziale da cui partiamo. Ci prenderemo dunque le misure, tenendo presente che ripeteremo in seguito la procedura al massimo una volta la settimana (non di più!), sempre alla stessa ora del mattino e con i medesimi strumenti.

Il primo parametro è quello classico del peso, che va preso a digiuno al mattino, possibilmente dopo essere andati in bagno o comunque sempre nelle medesime condizioni. È necessario poi, per la prima valutazione, avere anche l'altezza precisa. Attenzione: è importante misurarla bene, perché a volte ci possono essere differenze di vari centrimetri tra l'altezza reale e quella riferita. Una volta ottenuti peso e altezza corretti siamo in grado di calcolare l'indice di massa corporea (IMC), il parametro ufficiale per capire quanto in sovrappeso siamo. Ne abbiamo parlato in precedenza, ma per comodità riportiamo nuovamente la classificazione dell'IMC:

IMC	CLASSIFICAZIONE
<18,5	*Sottopeso*
18,5-24,9	*Normopeso*
25-29,9	*Sovrappeso*
30-34,9	*Obesità classe I*
35-39,9	*Obesità classe II*
= >40	*Obesità classe III*

Classificazione sulla base dell'IMC.

Il calcolo è facile: dividiamo il nostro peso per l'altezza in metri al quadrato, e otterremo il nostro indice di massa corporea.

Grazie alla tabella, sapremo a questo punto in quale categoria collocarci. Tuttavia, come abbiamo detto in precedenza, l'IMC non è un parametro perfetto, e allora è utile aggiungere altre misurazioni, come la circonferenza addominale e il rapporto vita/fianchi. Con un semplice metro da sarto basta misurare la circonferenza all'altezza dell'ombelico per avere una stima del grasso addominale che ci portiamo addosso. È importante lasciare la pancia rilassata, evitare di inspirare profondamente e non tenere il metro teso al punto da schiacciare la pelle.

Valori superiori ai 102 cm nei maschi e agli 88 cm nelle donne sono considerati indicatori di un aumentato rischio di diabete e problematiche cardiometaboliche. Sempre con lo stesso metro possiamo scendere all'altezza dei fianchi e misurarne la circonferenza nel punto più ampio. Ottenuta anche questa misura, siamo in grado di determinare il rapporto vita/fianchi, uno degli indicatori più validi per determinare il rischio di malattie metaboliche. Basterà dividere il valore della vita per quello dei fianchi: se il risultato ottenuto è superiore ai valori di 0,9 nell'uomo e 0,8 nella donna, vuol dire che dobbiamo darci da fare un po' di più.

Questo indice ci permette inoltre di comprendere le influenze ormonali sull'accumulo di peso. Più alto sarà il rapporto (cioè più abbondante la pancia) e più ci troveremo di fronte a un sovrappeso di tipo maschile, detto anche "a mela", molto più pericoloso sul piano cardiovascolare. Un sovrappeso con rapporto vita/fianchi non elevato denota che il grasso è più concentrato su fianchi, glutei e cosce, condizione più diffusa nelle donne. Questa tipologia di sovrappeso viene detto "a pera" (vedi figura nella pagina seguente).

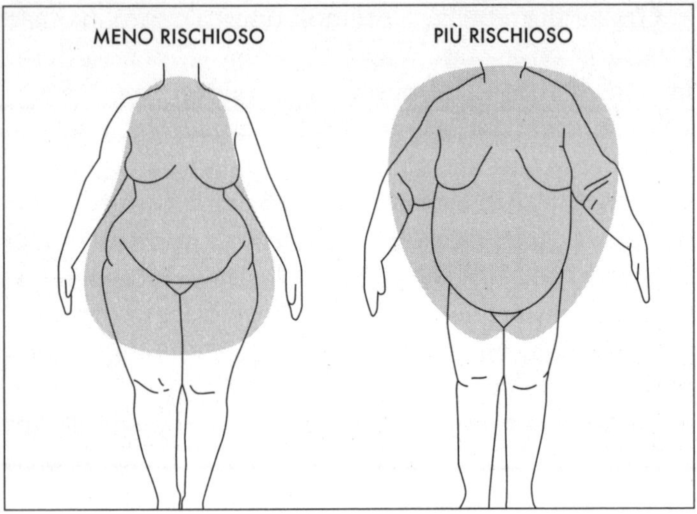

Rapporto vita/fianchi e tipologia di obesità.

Queste misure vanno molto oltre la semplice indicazione del peso nell'aiutarci a comprendere in che condizione siamo e che tipo di risultati riusciremo a ottenere con il nuovo approccio alimentare. I cambiamenti antropometrici possono essere infatti più importanti della semplice riduzione del peso. Mettiamo per esempio che perdiate 10 chili ma che la circonferenza addominale cambi molto poco. Si potrebbe pensare che tra i chili persi ci siano allora parecchi muscoli, per esempio delle gambe o delle spalle, muscoli che servono invece per la nostra salute e anche per migliorare il metabolismo. Se al contrario avete perso solo 5 chili ma avete ridotto di molto la circonferenza addominale, saremo sicuri che avrete perso proprio quel grasso che intendevate buttar giù e probabilmente, con l'aiuto del programma di esercizio fisico, aumentato i muscoli, che peraltro, ricordiamolo, pesano di più del grasso.

Per monitorare i progressi è quindi utile utilizzare una tabella come quella riportata qui di seguito, da adoperare per qualche mese, che consenta di tracciare i diversi parametri che dobbiamo tenere sotto controllo.

PARAMETRO	I Rilevazione	I Settimana	II Settimana	III Settimana
Peso				
IMC (peso/altezza^2)				
Circonferenza addominale				
Rapporto vita/fianchi				
Pressione arteriosa sistolica				
Pressione arteriosa diastolica				
PARAMETRO	**I Rilevazione**	**I Trimestre**	**II Trimestre**	**III Trimestre**
Glicemia*				
Emoglobina glicata*				
Colesterolo totale*				
LDL*				
HDL*				
Trigliceridi*				

* Questi parametri si possono valutare all'inizio del programma e poi ogni 3-4 mesi.

I parametri da controllare durante la riprogrammazione metabolica.

Se poi ci facciamo dare una mano dal medico, possiamo facilmente aggiungere alla tabella alcuni parametri, semplici ma ugualmente preziosi, come la pressione arteriosa, la glicemia, l'emoglobina glicata e il profilo lipidico. Dati che forniranno ulteriori informazioni sulle trasformazioni metaboliche innescate dalla nuova alimentazione.

Fissare i giusti obiettivi

Per chi affronta un programma di riduzione del peso è fondamentale distinguere tra obiettivi estetici e necessità mediche. Spesso questi due aspetti non sono in sintonia, in quanto la perdita di peso necessaria per ridurre il rischio di patologie cardiometaboliche è in genere molto minore di quella desiderata dalla persona sulla base dei propri ideali estetici. In altre parole, bastano pochi chili in meno per ridurre il rischio di ammalarsi, anche se guardandosi allo specchio ci si vede ancora grassi. I benefici metabolici della perdita di peso iniziano molto presto e addirittura prima che ci sia alcun risultato visibile. Già una perdita del 5-10% del peso corporeo riduce la pressione arteriosa, migliora il colesterolo e la glicemia e perfino l'umore e il sonno ne traggono giovamento. Questi risultati iniziali devono dare ottimismo e fiducia e devono contribuire ad allontanare le sensazioni di frustrazione che spesso si hanno quando i risultati estetici vengono percepiti come insoddisfacenti. Ricordiamoci ancora una volta che ciò che conta è perdere peso progressivamente e per sempre, piuttosto che buttar giù molti chili troppo in fretta per ritrovarseli di nuovo addosso nel giro di qualche mese. Per il successo dell'intera operazione è quindi fondamentale sapersi dare i giusti obiettivi. Vediamo insieme quali possono essere:

1) Decidi consapevolmente di perdere peso lentamente. Un obiettivo realistico e salutare è quello di un chilo a settimana. Una perdita più rapida non offre vantaggi sul piano metabolico e corre il rischio di creare un pericoloso effetto boomerang successivo.
2) Se devi perdere parecchi chili, non porti un obiettivo troppo distante (dieci chili in due mesi) ma piuttosto suddividilo in obiettivi a medio termine (cinque chili in un mese) e questi a loro volta in micro-obiettivi a breve termine (un chilo a settimana). Questo ti aiuterà a restare motivato e concentrato.
3) Verifica e annota i risultati ottenuti. Poter valutare numericamente i tuoi progressi ti aiuterà nei momenti difficili a trovare la conferma che quello che stai facendo è giusto.
4) Personalizza i tuoi obiettivi tenendo conto della tua specifica situazione. Non prendere come metro di misura le diete o i risultati degli altri ma concentrati sulle tue necessità.
5) Poniti degli obiettivi continuativi e non risolutivi. «Devo fare esercizio tutti i giorni» è un esempio di un obiettivo continuativo, mentre «Devo pesare 60 chili entro giugno» è al contrario un obiettivo finale che rende più probabile la frustrazione. Questo è un punto molto importante, perché le frustrazioni ci rendono deboli e la debolezza a sua volta ci espone all'errore alimentare.
6) Preparati a perdere qualche battaglia se vuoi vincere la guerra. Nessun processo di cambiamento di stile di vita può essere lineare ed è inevitabile incontrare degli

ostacoli che a volte ci fanno inciampare. L'importante è rialzarsi e riprendere il cammino. Se hai sgarrato con la dieta e vedi che alla pesatura successiva la bilancia ti punisce, non demoralizzarti e non buttare via gli sforzi fatti. Sviluppa invece una strategia per evitare di commettere di nuovo lo stesso errore. Ma soprattutto cerca di prevedere mentalmente l'intero processo di errore e recupero, in modo da non esserne colto di sorpresa la volta successiva.

7) Quando prendi le misure settimanali, lascia spazio per alcune note sul tuo umore e sulla tua tenuta psicologica. Scrivi come ti senti, cosa è stato faticoso e al contrario cosa invece ti è risultato facile. Questo contribuirà a rendere l'intero processo un percorso di formazione che trasformerà il tuo rapporto con il cibo e con te stesso.
8) Sii pronto a rivedere i tuoi obiettivi, soprattutto per quello che riguarda la tempistica di raggiungimento dei risultati. Essere paziente alle volte è molto utile.

Seguire questi suggerimenti ridurrà il rischio di fallimento e di rinuncia a metà strada e renderà il tuo approccio al cibo più naturale, anche quando sarai in uno dei luoghi più pericolosi per la corretta tenuta del programma: il supermercato.

La tua nuova lista della spesa

I supermercati sono luoghi davvero pericolosi per chiunque voglia mangiare sano e non ingrassare. La quantità di cibo è impressionante e uscire con un carrello pieno di prodotti inutili, se non dannosi, è piuttosto facile se non si è consapevoli di ogni gesto e ogni scelta che si fa.

Ma i supermercati sono anche molto comodi, soprattutto per chi lavora o ha molti impegni, perché ci fanno risparmiare un sacco di tempo mettendo sotto lo stesso tetto detersivi, verdure e lampadine. Se non abbiamo modo quindi di andare con la frequenza necessaria nei negozi di alimentari biologici, nei mercati rionali o, meglio ancora, di rivolgerci direttamente ai produttori o alle piccole reti autogestite che spesso li distribuiscono, possiamo comunque cercare di trasformare i supermercati in nostri alleati, sfruttandone i punti forti e stando lontani dalle trappole. Vediamo allora come sarà la nostra nuova lista della spesa e quali sono gli alimenti che non devono mancare nel nostro carrello.

- *Verdure.* Tutte le verdure possono, o meglio devono, essere presenti nel tuo carrello della spesa. Anzi, devono essere il cibo in assoluto più presente. Se possibile scegli verdure fresche e di stagione, ancora meglio se da coltivazione biologica. Non temere però se qualche volta, per risparmiare tempo, sei costretto ad acquistare le versioni surgelate. Contengono meno nutrienti, ma meglio di niente.
- *Frutta.* Anche la frutta deve essere sempre presente nella tua spesa. Come per la verdura, anche in questo caso meglio se la frutta è di stagione e da coltivazione biologica.
- *Pesce.* Il pesce è probabilmente la migliore fonte di proteine e di acidi grassi per l'essere umano. Tuttavia la quantità enorme di pesce allevato e dunque nutrito artificialmente da un lato e l'inquinamento dei mari che peggiora la qualità del pescato dall'altro sono due pro-

blemi reali. La soluzione pratica è di prediligere pesci ricchi di acidi grassi polinsaturi, pescati e non allevati, come lo sgombro, le sarde e le sardine. I pesci di piccola taglia, tra l'altro, incamerano meno metalli pesanti e tossine. Se scegliete prodotti confezionati, meglio sotto vetro.

- *Spezie*. Curry, peperoncino, cannella, pepe nero, zenzero, zafferano, rafano, cumino, chiodi di garofano, così come aglio e cipolla: sono solo alcune delle numerose spezie che hanno un ruolo importantissimo non solo nell'offrire una grande varietà di gusti al nostro palato ma anche nel promuovere la salute. Non farle mai mancare nella tua cucina.
- *Legumi*. Fagioli, ceci, lenticchie: i legumi sono un'ottima fonte di proteine vegetali e di fibra, sono ricchi di calcio e quindi devono essere una componente frequente dei nostri pasti. Per evitare spiacevoli gonfiori, inizia ad utilizzarli a piccole dosi e scegliendo preferibilmente quelli con una buccia più sottile, come le lenticchie.
- *Carni*. Il problema delle carni sta, come abbiamo visto, nelle condizioni di vita in cui sono stati tenuti gli animali e nel cibo che è stato loro dato prima di essere macellati. Per via degli allevamenti intensivi, del pollame allevato in gabbia e dei mangimi artificiali si fa pertanto fatica a giudicare la qualità della carne che ci viene offerta. Anche la suddivisione tra carne rossa "cattiva" e bianca "buona" è, lo ripetiamo, alquanto superficiale. In sostanza, visto il contesto in cui viviamo, è consigliabile un uso molto prudente della carne, cercando di privilegiare carni di animali allevati nel modo più naturale possibile. Da escludere le carni conservate e da lasciare per le eccezioni tutti gli insaccati, selezionando quelli privi di conservanti.

■ *Cereali.* forse questa è una delle abitudine più difficile da sradicare, quindi ricordalo sempre: i cereali non devono essere al centro della tua spesa. Se il carrello si riempie di pasta, pane, grissini, crackers, cornflakes e biscotti, c'è decisamente qualcosa che non va. Devi limitarti ad acquistare una moderata quantità di carboidrati integrali (riso, pane, pasta e cereali per la colazione) che è l'unica necessaria e benefica per l'apporto aggiuntivo di fibra insolubile e per i fitonutrienti che questi alimenti contengono. Attenzione: controlla sempre bene le etichette! I cereali devono essere integrali al 100% (sono molti invece i prodotti che riportano la dicitura "integrale" anche quando la percentuale di farina integrale utilizzata è inferiore a quella della farina bianca) e preferibilmente da agricoltura biologica.

■ *Uova.* Le uova, lo abbiamo detto, sono state oggetto di una demonizzazione eccessiva. L'assunzione di 3-4 uova alla settimana non crea alcun problema alla maggior parte di noi. Sono infatti molto utili per aggiungere proteine e ridurre i carboidrati, soprattutto se le introduciamo qualche volta nella prima colazione al posto del pane o dei cereali Quindi includile sempre nel carrello della spesa, scegliendo anche in questo caso quelle di origine biologica.

■ *Latte e derivati.* Come nel caso dei cereali, anche latte e derivati non sono alimenti che devono essere al centro della nostra nutrizione, in quanto fanno parte di quei cibi non essenziali per l'essere umano e per il suo genoma. Fai dunque attenzione se la tua spesa è troppo ricca di latte, formaggi e yogurt. Se senti la necessità di trovare dei surrogati, possono essere un'alternativa il latte di riso, quello di soia, quello di mandorle o anche il latte e i formaggi di capra, un animale escluso dagli allevamenti intensivi e quindi capace di darci alimenti migliori rispetto alla mucca.

- *Oli.* L'olio d'oliva è molto calorico ma fornisce anche numerosi "segnali" molecolari indispensabili. Non deve quindi mancare come condimento a crudo nella sua versione extravergine, pressata meccanicamente e possibilmente da coltivazioni biologiche. Gli altri oli non sono invece necessari, a parte ovviamente l'olio di pesce che si trova nei pesci azzurri o negli integratori.
- *Noci e semi.* Noci e semi sono ottimi spuntini per spezzare la fame quando affrontiamo una giornata frenetica di studio o lavoro e quindi non dimenticare di metterli nel carrello.Sì, anche questi sono alimenti calorici, ma sono ricchi di antiossidanti e di acidi grassi omega 3, oltre che di fibra. Basta non eccedere nei quantitativi.
- *Bibite.* La bibita migliore è e rimarrà l'acqua. Nella maggior parte delle regioni italiane è possibile usare senza timore l'acqua del rubinetto. Se preferisci l'acqua minerale, la migliore è quella in vetro. Se l'unica alternativa disponibile è l'acqua in bottiglie di plastica, acquista allora quella nella plastica trasparente e fa' attenzione a non lasciare le bottiglie né al sole né al caldo. Caffè e tè (meglio se verde) possono entrare nel carrello ed essere consumati con moderazione, mentre le bevande dolci o con dolcificanti vanno evitate. Anche l'alcol, in un approccio al dimagrimento, va lasciato da parte, anche se a lungo termine sarà possibile bere due o tre bicchieri di vino rosso alla settimana.

Essere certi di quel che si compra

Ricordiamoci che fare la spesa in modo corretto significa anche saper leggere le etichette e le informazioni nutrizionali dei cibi che scegliamo. Più il prodotto è vicino alla sua forma naturale e più corta e semplice sarà l'etichetta che lo accompagna. Viceversa più lunga, complessa e piena di nomi incomprensibili sarà l'etichetta, meno ci dobbiamo fidare. Le etichette sono l'unico strumento che il consumatore ha per capire che cosa contiene l'alimento scelto e devono, per legge, essere veritiere, al contrario della confezione che invece è semplicemente uno strumento del marketing. La legge infatti prevede che l'etichetta fornisca perlomeno le seguenti informazioni: nome del prodotto, elenco degli ingredienti, quantitativo contenuto nella confezione, scadenza, azienda produttrice e materiale della confezione. Gli ingredienti sono sempre riportati in ordine decrescente di quantità. Quindi il primo ingrediente è sempre il più abbondante. Confrontando dunque l'ordine degli ingredienti tra prodotti simili, è possibile capire quale è il migliore.

Ci capiterà di incappare spesso negli additivi, quasi sempre verso la fine dell'elenco. Sono numerosissimi, alcuni dei quali naturali, altri completamente sintetici e sono usati sia per conservare gli alimenti sia per renderli invitanti esaltandone colore e sapore. Evitarli del tutto è di fatto impossibile quindi è meglio capirci qualcosa in più.

I coloranti (da E100 a E199) e i conservanti (da E200 a E299) sono sostanze che rispettivamente accentuano i colori e rallentano il deterioramento dei cibi.

Gli antiossidanti e i regolatori di acidità (da E300 a E399) servono a evitare l'ossidazione degli alimenti e quindi riducono il rischio che il cibo si annerisca. Esistono poi gli addensanti, emulsionanti e stabilizzanti (da E400 a E499), che servono ad accentuare particolari gusti e a modificare struttura stessa dell'alimento. Sebbene queste sostanze sembrino essere innocue per la maggior parte di noi, non sappiamo con precisione se possono esserci effetti di accumulo o se in particolari soggetti possano dare dei problemi. Per alcune altre sostanze, per esempio, gli effetti dannosi sono noti. I nitrati (E251, E252) e i nitriti (E249, E250), che si trovano spesso in salumi, insaccati e carni lavorate, sono utili per bloccare il *Clostridium botulinum* che produce una tossina mortale (il tristemente noto botulino) ma possono legarsi alle ammine presenti in altri alimenti creando le nitrosammine, che sono potenzialmente cancerogene. I difosfati (E450), i trifosfati (E451) e i polifosfati (E452) sono invece presenti in insaccati cotti e formaggi fusi e servono a renderli più morbidi. Danno però spesso problemi digestivi e possono favorire la decalcificazione delle ossa. I solfiti (da E220 e E228) servono a evitare la fermentazione della frutta secca ma sono spesso coinvolti in reazioni allergiche. Poi c'è il glutammato (E620 e E621) presente nella quasi totalità dei piatti pronti, nelle salse, nei dadi, nelle patatine fritte e in molti snack, che dà gusto ma può causare in alcuni soggetti mal di testa e reazioni allergiche. Acido alginico, arginati (da E400 a E405) e carragenine (E406 e E407) sono addensanti che aumentano la cremosità ma incidono negativamente sul metabolismo e possono anch'essi dare allergie. I mono e digliceridi degli acidi grassi (E471) sono addensanti spesso presenti nei prodotti da forno che vengono incamerati come grassi. Anche acido ascorbico (E300) e lecitina di soia (E322) sono antiossidanti usati nei prodotti da forno.

È chiaro quindi che in poche righe le etichette racchiudono un mondo complesso. A volte poi c'è una forte discrepanza tra le promesse di sobrietà e leggerezza delle tante confezioni che sottolineano il “senza zucchero” o “light” o “zero grassi” e le etichette dei medesimi cibi che invece si allungano a dismisura, a testimonianza delle tante aggiunte artificiali tra cui maltosio, amido di mais, aspartame, mono e digliceridi e, appunto, una lunga serie di additivi.

Un piatto che ti farà dimagrire una volta per tutte

Negli anni abbiamo visto diverse piramidi alimentari, mille varianti di banali diete ipocaloriche e una serie infinita di diete alla moda. Ma ci sarà pure un modo semplice, immediato eppure scientificamente corretto di descrivere un’alimentazione sana e adatta a perdere peso? Ci sarà da qualche parte nel mondo un gruppo di ricercatori che è in grado di riassumere le conoscenze scientifiche più attuali e trasformarle in una prescrizione alimentare sicura ed efficace?

La risposta a queste domande viene dalla *School of Public Health* dell’università di Harvard che, sulla base di un’ampia revisione della più recente letteratura scientifica, ha proposto recentemente un nuovo modello per descrivere l’alimentazione di cui abbiamo bisogno. Si tratta di un semplice piatto, che raffigura in modo immediato i rapporti corretti tra i vari nutrienti. Una prima versione di questo piatto era stata creata su richiesta della First Lady Michelle Obama ma era, sul piano nutrizionale, incompleta. La nuova versione invece è corretta e completa, e destinata a sostituire altri modelli. Il piatto è espressione della ricerca più recente e, non a caso, arriva alle conclusioni che abbiamo già più volte riassunto in questo libro:

- mangiare molte verdure;
- includere piccole dosi di cereali esclusivamente integrali;
- introdurre proteine di elevata qualità a ogni pasto;
- usare esclusivamente oli sani;
- bere acqua;
- eliminare o limitare al massimo zuccheri, carboidrati raffinati, patate, dolci, bevande zuccherate, carni grasse e processate, succhi di frutta, latte e derivati.

Abbiamo apportato qualche piccola modifica per renderlo ancora più immediato e pertinente all'utilizzatore italiano. Si tratta ovviamente solo di uno schema indicativo delle corrette proporzioni tra macronutrienti.

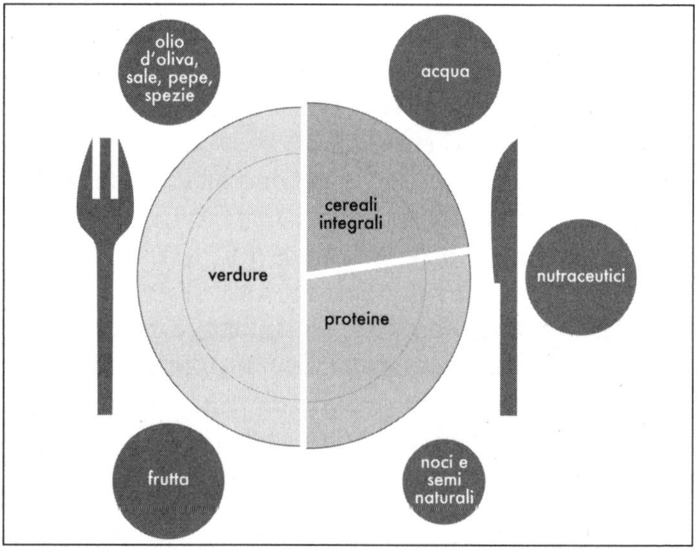

Il piatto nutrizionale da utilizzare nella riprogrammazione metabolica.

La verdura occupa la porzione più ampia del piatto. Tutte le verdure sono idonee e la cosa migliore è variarne il consumo seguendo la stagionalità. Se potete, scegliete sempre le verdure biologiche, ma se non avete alternative le versioni surgelate sono accettabili. L'altra metà del piatto viene suddivisa nuovamente in due parti. Quella più abbondante sarà dedicata alle proteine e qui sceglieremo in primis il pesce (pescato e di piccola taglia) ma anche i legumi e le carni magre. L'altra la dedichiamo ai cereali integrali e diamo la prevalenza al riso, che alterneremo anche con la pasta e altri cereali come la quinoa e il couscous, sempre però esclusivamente nelle versioni integrali.

Infine, fuori dal piatto, abbiamo molta acqua da consumare spesso e in piccole dosi (per arrivare ad almeno 2 litri al giorno), olio d'oliva da usare per condire gli alimenti assieme a un po' di sale e abbondante pepe, le spezie da usare senza riserve, la frutta da consumare insieme a piccole quantità di noci e semi naturali come spuntino o per la colazione. Non dimentichiamo infine i nutraceutici descritti in precedenza, da assumere per ottimizzare l'effetto del programma nutrizionale.

Possiamo permetterci qualche ulteriore adattamento. Per esempio un minestrone con legumi e qualche cucchiaio di riso integrale può essere una valida alternativa al nostro piatto sano, utile per alleggerire ulteriormente la cena. Sempre per la cena useremo a volte una versione diversa del piatto in cui escluderemo cereali e useremo la porzione a essi riservata per aumentare la quota di verdure, lasciando invariato l'apporto di proteine.

Il piatto non descrive nel dettaglio le porzioni, non parla di grammi, dosi o calorie, perché la quantità di cibo da assumere dipende dall'età, dal sesso, dalla struttura fisica, dal livello di attività e perfino dall'appetito. Se avete davvero molta fame, aumentate un po' le porzioni, ma seguendo sempre lo schema del piatto e senza introdurre alimenti diversi da quelli elencati.

Ricordiamoci che il metabolismo si adatta costantemente all'introito di cibo e ai consumi e che meno si mangia meno si brucia. Quando, nell'approccio ipocalorico, si calcolano le calorie da togliere alla dieta abituale di una persona per ottenere il famoso deficit calorico in base ai chili che si vogliono far perdere, non si tiene solitamente conto che, conseguentemente alla riduzione calorica, il metabolismo si adatta e l'organismo impara rapidamente a consumare meno. In altre parole adotta una strategia intelligente per "proteggersi" proprio da quel deficit che abbiamo artificialmente generato e che, nel giro di poco, non è più sufficiente.

Se si fornisce invece al corpo semplicemente una miscela bilanciata e corretta di nutrienti, se si insegna alla persona a muoversi regolarmente e a evitare quei cibi che condizionano negativamente il metabolismo, l'organismo imparerà ad autoregolarsi, a metabolizzare correttamente il cibo e a bruciare il grasso. Quindi nel nostro piatto non contano le calorie, quanto i giusti rapporti tra i principali macronutrienti, proporzioni che non variano da persona a persona e da situazione a situazione ma che riguardano la qualità della nostra nutrizione. Ecco per esempio che diventano inutili le infinite discussioni su una dieta ricca o al contrario povera di carboidrati: quello che conta davvero è *quale tipo* di carboidrati, con la quota maggiore che deve essere apportata dalle verdure, dalla frutta e solo in seconda battuta dai cereali integrali. Ma vediamo ancora una volta perché sono stati scelti proprio questi alimenti come parte del nuovo piatto nutrizionale.

Cosa c'è nel piatto

Per millenni gli esseri umani sono vissuti senza i cereali, entrati a far parte della nostra alimentazione solo dopo l'introduzione dell'agricoltura. Per lungo tempo essi vennero assunti in forma del tutto naturale, direttamente dalla pianta, senza lavorazioni. Sotto tale forma fornivano all'uomo fibra, grassi, vitamine, minerali, enzimi, fitormoni e centinaia di fitonutrienti. Anche dopo aver imparato a macinare, l'uomo continuò ad assumere tutto quello che i cereali potevano offrire, senza scartare nulla. Veniva dunque regolarmente consumato anche lo strato fibroso che protegge le parti interne dell'endosperma, ricche invece solo di amido, che non serve a nulla.

Con l'avvento dei mulini industriali, alla fine del XIX secolo, la lavorazione cambiò completamente. Si iniziò infatti a eliminare la fibra, rendendo il cereale più masticabile, più digeribile e più facile da conservare a temperatura ambiente (i grassi contenuti nei cereali integrali sono delicati e possono diventare rancidi). La lavorazione polverizza l'endosperma in milioni di minuscole particelle che permettono di ottenere farine leggere, pane soffice e tenero. Tutto questo avviene però a un prezzo che è piuttosto pesante sul piano nutrizionale: la raffinazione elimina più della metà delle vitamine del gruppo B, il 90% della vitamina E e praticamente tutta la fibra. Sono molti i motivi che suggeriscono di abbandonare questi cereali per passare a un'alimentazione che includa solo le versioni integrali di pasta, riso, pane e cereali da colazione.

Negli ultimi anni sono stati pubblicati molti dati sul ruolo dei cereali integrali per la nostra salute. Per esempio il consumo di carboidrati integrali al posto di quelli raffinati è in grado di ridurre il colesterolo totale, le LDL (il colesterolo cattivo), i trigliceridi e l'insulina, con una diminuzione importante di rischi cardiovascolari. Da uno studio eseguito proprio ad Harvard, le donne che assumono due o tre porzioni di cereali integrali al giorno (in particolare pane e cereali per la colazione) hanno un rischio ridotto del 30% di avere un infarto o di morire per malattie cardiovascolari nei successivi 10 anni rispetto alle donne che assumono tali alimenti solo una volta alla settimana. Analogamente, un altro studio ha messo in evidenza come nei soggetti che consumano almeno due porzioni di carboidrati integrali al giorno il rischio di andare incontro a un infarto o a un ictus è del 21% in meno rispetto a chi sceglie i carboidrati integrali solo due volte alla settimana. Allo stesso modo, numerosi studi hanno messo in correlazione il consumo di carboidrati integrali con una riduzione significativa del rischio di diabete. La fibra sembra anche proteggere dal cancro al colon, oltre che contribuire a una corretta funzione intestinale.

Quando i cereali integrali sono assunti in un regime dietetico ricco di verdure e frutta, si associano i vantaggi apportati dalla fibra insolubile con quelli della fibra solubile. La prima rallenta l'assorbimento dell'amido e la sua riduzione a glucosio, oltre a contribuire a formare la massa delle feci e ripulire l'intestino. La versione solubile della fibra, contenuta appunto nella verdura e nella frutta, aiuta invece a ridurre l'assorbimento di colesterolo. Per altro nella fibra ci sono centinaia di altri fitonutrienti che favoriscono la nostra salute.

Un altro protagonista del nostro piatto sano sono le proteine, anch'esse oggetto di attacchi violenti e di amori appassionati. Il piatto incoraggia a usare pesce, pollame magro e legumi come fonti di proteine, mentre suggerisce di ridurre le carni rosse e quelle processate, visto che il consumo regolare di questi alimenti è stato messo in relazione a diabete, cancro del colon e aumento di peso. Detto questo, e fatte salve tutte le considerazioni sull'allevamento intensivo e le coltivazioni industriali fatte nelle parti precedenti, l'ormai logorante dibattito su proteine animali e vegetali sembra essere superato dalla ricerca, che indica come gli effetti sulla salute sono pressoché identici. Infatti anche in questo caso il problema non sta tanto nell'origine delle proteine, quanto in quello che è associato a esse. Per esempio la carne rossa apporta ottime proteine ma con esse anche una buona dose di grassi saturi, quelli più nocivi. Lo sgombro apporta una quantità simile di proteine ma la maggior parte dei grassi in questo caso è di tipo polinsaturo (omega 3), assolutamente salutare. Le lenticchie invece apportano proporzionalmente meno proteine ma sono quasi prive di grassi.

Sulla quantità di proteine da inserire in una dieta corretta esiste ancora molta confusione. In generale si raccomandano dagli 0,8 a 1 grammo di proteine per chilo di peso corporeo o qualcosa come il 15% dell'introito calorico totale. In realtà ci sono dati che indicano che un aumento delle proteine fino al 20-25% delle calorie totali è salutare e aiuta a ridurre il peso, se vengono in parallelo ridotti i carboidrati raffinati.

Generalmente tutti convengono sul fatto che aumentare l'introito di verdure dia benefici sia alla salute in generale sia ai fini del dimagrimento. Per questo nel nostro piatto troviamo circa metà dello spazio occupato da verdure. È importante variare e seguire la stagionalità, ma le verdure più ricche sono quelle a foglie verdi scure, i broccoli, i cavoli, i cavoletti, tutte le verdure rosse, gialle e arancioni e i pomodori, soprattutto cotti (uno dei rari casi in cui la cottura potenzia l'azione antiossidante delle sostanze contenute, come il licopene). Le stesse regole di varietà valgono per la frutta, che deve avere però un ruolo quantitativamente minore per via degli zuccheri che contiene.

Per quanto riguarda i grassi, è bene sottolineare con forza che la quantità totale di quelli ingeriti, bassa o elevata che sia, non ha molto a che fare con l'aumento di peso o con lo sviluppo delle classiche patologie correlate. Ancora una volta, ciò che conta è il tipo di grassi! I grassi cattivi, saturi e idrogenati, aumentano il rischio di malattie cardiovascolari e di alcuni tumori e, fungendo da segnali molecolari "anomali", contribuiscono a modificare il metabolismo e a farci ingrassare rendendo l'azione dell'insulina meno efficace. A parità di calorie, i grassi buoni invece, quelli monoinsaturi e polinsaturi, in particolare gli omega 3, sono associati a una minore incidenza di malattia e agiscono come sincronizzatori del nostro metabolismo, "lubrificando" gli ingranaggi metabolici.

Parlando di grassi, vale la pena ricordare che anche il colesterolo è stato descritto come un problema maggiore di quello che è, ma soprattutto che è stato commesso l'errore di associare il colesterolo presente nel sangue a quello contenuto negli alimenti. Come abbiamo già detto, la realtà è invece un'altra: il colesterolo che circola nel nostro sangue non è quello introdotto con i cibi ma è in larga misura prodotto dal fegato. Per una produzione corretta e non eccessiva non è la quantità totale di grassi ingerita che conta, ma il mix di grassi e la tipologia di carboidrati. Per questo da alcuni studi emerge che le persone che mangiano regolarmente noci, che sono un cibo grasso e calorico, hanno il 50% di rischio in meno di infarto, morte improvvisa e malattie cardiovascolari rispetto a chi le mangia solo raramente. Ma per quello che riguarda la regolazione del peso occorre chiarire un punto fondamentale: se noi aggiungiamo le noci o un altro cibo sano ma ricco di energia alla nostra dieta senza al contempo rinunciare a qualche altro cibo meno genuino, non otteniamo alcun effetto positivo. Se a metà pomeriggio mangiamo una manciata di noci e poi anche il solito snack confezionato, siamo sulla strada sbagliata. Come abbiamo già detto, l'alimentazione è una questione di scelte e l'introduzione di alcuni alimenti è funzionale all'esclusione di altri.

I trucchi per sconfiggere il grasso

Ora che abbiamo visto nel dettaglio come è composto un piatto tipo, siamo pronti per imparare alcuni trucchi che ci aiuteranno a perdere peso in modo stabile. Parlerò di strategie molto pratiche, ma di grande impatto sulle nostre abitudini, e lo farò raccontando alcune esperienze vissute negli anni lavorando a contatto diretto con i pazienti.

Ogni volta che arrivava a casa tardi alla sera, Stefano divorava tutto ciò che trovava in cucina. Non si sedeva nemmeno. Sbocconcellava il pane, apriva il frigo e tirava fuori la maionese e i carciofini, sollevava i coperchi delle pentole con quello che la moglie gli aveva lasciato pronto e assaggiava tutto direttamente con il cucchiaio di legno. Quando finalmente si decideva a mettersi a tavola, utilizzava dei piatti da pizza per garantirsi porzioni adatte al suo stomaco dilatato.

In questo modo, la quantità di cibo che ingeriva era davvero enorme.

Come prima cosa, chiesi a Stefano di imporsi di non mangiar nulla finché non si fosse seduto a tavola. In secondo luogo, gli consigliai di usare un piatto normale. Di riempire quello e di sedersi e mangiare, possibilmente con calma, solo quello che c'era sul piatto. Poi, per accelerare la perdita di peso, passammo a utilizzare un piatto da contorno. Non fu facile, ma ottennemmo i risultati sperati.

Per perdere peso scegli quindi un piatto di piccole dimensioni, riempilo con il mix previsto dal piatto nutrizionale illustrato in precedenza e mangia solo quello che c'è sul piatto.

Cecilia aveva l'abitudine di mangiare tutto direttamente dalla scatola. Spesso sgranocchiava dalla confezione, senza metterli in una tazza, perfino i cereali per la colazione perdendo completamente, in tal modo, la consapevolezza di quanto stava mangiando e ritrovandosi spesso e volentieri ad aver svuotato completamente la scatola senza neppure essersene accorta. La stessa cosa le succedeva con i pacchetti di patatine, con i grissini, con i biscotti…

A Cecilia consigliai di togliere gli alimenti dalla confezione e di metterli dentro barattoli di vetro o di plastica trasparente. Ovviamente molti dei cibi di cui abusava vennero banditi e sostituiti con cibi più sani e spesso impossibili da consumare direttamente dalla scatola. Ma il consiglio di guardare ciò che mangiava mettendolo prima sul piatto le fu estremamente prezioso, aiutandola nel processo di dimagrimento.

Evita sempre di mangiare direttamente dalle confezioni e fai in modo di poter visualizzare la quantità di cibo che stai assumendo.

Giacomo aveva il difetto di divorare gli alimenti a velocità supersonica. Sua mamma non faceva in tempo a chiedergli «Ti piace?», che lui aveva già finito la sua porzione. E spesso voleva il bis.

Quello che Giacomo non sapeva è che lo stomaco ha bisogno di circa 20 minuti per "capire" di essere pieno. È assolutamente necessario lasciare al corpo questo tempo, pena la perdita del senso di sazietà e grossi problemi digestivi assicurati (il cibo va masticato! Cosa ce li abbiamo a fare i denti, altrimenti?).

Datti il tempo per mangiare e non divorare il cibo. Se necessario, controlla l'orologio e imponiti di impiegare almeno 20 minuti per ogni pasto. È utile fare 3-4 respiri profondi con l'addome prima di mangiare. Questo stimola il nervo vago e rallenta il nostro appetito.

Anna invece aveva la casa strapiena di cibi senza grassi, di bevande senza zuccheri, di salse light, di dolcificanti e di alimenti dietetici. Ma più ne mangiava e più vedeva l'ago della bilancia salire. Forse ne abusava, ma aveva davvero l'impressione che le facessero perdere il controllo dell'appetito.

In effetti i dolcificanti sembrano avere un impatto negativo sulla regolazione dell'appetito e sono in grado di densensibilizzare le papille gustative aumentando il nostro desiderio di zuccheri. I più usati sono aspartame, sucraloso, saccarina, acesulfame. Analizzando le abitudini alimentari di Anna apparve subito chiaro che gli alimenti light e dietetici la spingevano a mangiare di più e a non inserire nella sua alimentazione quotidiana quei cibi sani e naturali che avrebbero comportato un miglioramento della sua salute e una riduzione del peso. Non appena facemmo piazza pulita di tutti quei prodotti, le cose cominciarono a cambiare.

Evita tutti i cibi dietetici e light. Se non riesci a fare a meno dello zucchero, puoi usare l'unico dolcificante naturale innocuo esistente, che si chiama stevia e che è da poco in commercio anche in Italia.

A chi non piace mangiare in compagnia? In effetti è una delle cose che rendono l'essere umano un animale sociale. Per Max mangiare con familiari e amici era una parte fondamentale della vita, a cui non voleva rinunciare. Max era in sovrappeso, ma a ben guardare lo era meno di tutti quelli che lo circondavano. Amici, conoscenti e familiari sembravano tutti usciti da una cura ingrassante di gruppo. E più si ritrovavano il fine settimana con i piedi sotto il tavolo, più Max tendeva a somigliare a tutti loro.

Purtroppo è un dato di fatto: quando mangiamo in compagnia spesso perdiamo il controllo della situazione. È stato osservato che se si mangia in due si tende ad assumere il 35% di cibo in più. Se ci si siede a tavola in quattro si arriva al 75% in più e se si festeggia in sei o sette persone si corre il rischio di mangiare addirittura il 95% in più! Anche se le calorie non sono così importanti, se occasioni di questo tipo non sono più l'eccezione ma diventano la regola, questo cibo extra assunto mangiando in compagnia rischia in un anno di farci assumere circa 70.000 chilocalorie in più! Giusta o sbagliata che sia la matematica dell'adipe, questo potrebbe significare circa 10 kg in più in un anno. Questo proprio perché adesso il cibo non manca mai. Ai tempi delle famiglie numerose, erano in molti a sedersi a tavola, ma l'effetto era l'opposto, perché il cibo bisognava dividerselo (le famose bocche da sfamare)!

Suggerii a Max di limitare le occasioni di festa legate al cibo, sostituendo magari la cena con un bel film in compagnia, e di condividere i suoi pasti con l'unico amico che mangiava poco e che, pur essendo parte del gruppo, era ancora magro.

Per dimagrire, scegli bene con chi mangi ed evita di banchettare troppo di frequente.

Silvia abitava da sola e aveva la pessima abitudine di non mangiare mai in cucina, a tavola, ma in tutto il resto della casa. I suoi posti preferiti erano il divano davanti alla televisione, il letto sempre davanti alla televisione, al telefono con un'amica magari seduta per terra, in ufficio davanti al computer o dietro al volante in macchina mentre tornava dal lavoro.

In questo modo era impossibile per Silvia tenere sotto controllo la situazione: spesso finiva con il mangiare male e troppo. Le proposi un patto: un solo pasto al giorno, il pranzo, per ragioni di lavoro poteva essere consumato in ufficio, ma per il resto avrebbe dovuto mangiare seduta, con un piatto e su un tavolo.

Ricordati che mangiare bene richiede tempi e spazi adeguati.

Questi esempi ci mostrano quanti comportamenti errati possiamo adottare in ambito alimentare, e quante trappole ci sono attorno a noi. La chiave è interrompere quei meccanismi automatici o inconsapevoli che ostacolano l'intervento della nostra coscienza, che nella maggior parte dei casi sa benissimo cosa è giusto e cosa è sbagliato.

Il tuo piano alimentare settimanale

Il piano alimentare settimanale che trovi qui di seguito è pensato per renderti il più possibile semplice correggere la tua alimentazione e perdere peso. Per questo abbiamo scelto un sistema grafico di immediato utilizzo, in cui ogni giornata è divisa nelle ventiquattr'ore e l'assunzione di cibo è collocata nei giusti intervalli di tempo.

Basterà seguire il piano settimanale per essere sulla strada giusta, poiché è costruito in modo bilanciato sui criteri della nutrigenomica di cui abbiamo discusso nei capitoli precedenti e, nello specifico, è finalizzato a favorire una perdita di peso continuativa e duratura. Allo stesso tempo, quello presentato nelle prossime pagine non è un metodo per dimagrire a discapito della salute, come troppo spesso oggi accade. Al contrario, correzione del peso ed eliminazione del grasso si assoceranno a una vera alimentazione preventiva contro la maggior parte delle malattie croniche tipiche della società moderna.

Il programma alimentare evita la pesatura del cibo e non si concentra su una precisa riduzione delle calorie. Questo perché riteniamo che, per imparare a mangiare correttamente, una dieta in cui ogni boccone è pesato e calcolato sia assolutamente controproducente.

Allo stesso modo, dover perdere peso non significa rinunciare al piacere della tavola. Anzi!

Per questo abbiamo corredato il menu con delle semplici ricette, correttamente bilanciate, che ci auguriamo possano consentirti di scoprire un nuovo modo di mangiare sano con gusto e piacere. L'aspetto del piacere è particolarmente importante se si tiene presente che le diete temporanee non servono a molto: se vogliamo trasformare radicalmente il nostro modo di mangiare – e non solo per qualche settimana o qualche mese –, allora dobbiamo imparare a renderlo gustoso e invitante. La nutrigenomica ci aiuta a selezionare gli ingredienti, le proporzioni le abbiamo imparate dal nostro piatto ideale e ora ci concentriamo sul come abbinare e cucinare il tutto.

Ma attenzione: non c'è da preoccuparsi, non è necessario diventare cuochi professionisti per realizzare queste ricette. Sarà sufficiente trascorrere un po' di tempo libero ai fornelli! Imparerai rapidamente a creare piatti nuovi e saporiti che ti aiuteranno a mettere serenamente in pratica i consigli di questo libro. Naturalmente, infine, le ricette sono solo un suggerimento e non è obbligatorio realizzarle giorno per giorno: l'essenziale è non deviare mai dai cibi consentiti e attenersi alla composizione del piatto nutrigenomico con le sue proporzioni fra verdure, proteine e cereali.

Tutto il resto è un gradito di più!

Iniziamo dalla spesa

Alcuni degli ingredienti tipici di un'alimentazione nutrigenomica sono parte della tradizione mediterranea, così come molti degli elementi presenti in queste ricette. Ce ne sono tuttavia alcuni che, benché ci possano tornare molto utili, sono poco conosciuti. Vediamo quali:

- *Fagioli azuki.* Piccoli fagioli di origine giapponese (oggi coltivati anche in Europa). Hanno un colore rosso intenso e un sapore gradevole. Sono adatti anche per preparare creme dolci.
- *Germogli.* Ricchi di enzimi, minerali, proteine e vitamine. In commercio si trovano freschi o conservati. Si possono anche acquistare i semi e farli germogliare seguendo le istruzioni sulle confezioni.
- *Tofu.* Si ottiene cagliando il latte di soia con il nigari (liquido che residua quando dall'acqua di mare si estrae il sale da cucina). Contiene proteine, carboidrati, sali minerali, soprattutto calcio, vitamine e una piccola quantità di grassi monoinsaturi. È privo di colesterolo. Ha un sapore neutro e quindi può essere utilizzato in tutte le preparazioni alimentari.
- *Miso.* Si ottiene dai fagioli di soia fermentati con riso oppure orzo. Può essere utilizzato al posto del tradizionale dado da cucina, ma a differenza di questo è privo di grassi e di additivi, tra cui il glutammato monosodico.
- *Gomasio.* Condimento composto di semi di sesamo tostati e sale marino integrale, pestati in un particolare utensile giapponese, il *suribachi*.
- *Lievito in scaglie.* Ricco di vitamine del gruppo B. Ha un sapore delicato e piacevole.
- *Besciamella e panna vegetali.* Sono prodotti a base di soia o di altri cereali, come riso o farro. Sono completamente vegetali, senza aggiunta di grassi animali. Hanno un buon sapore e una consistenza cremosa.

- *Seitan.* Un derivato del frumento a elevato contenuto proteico. In commercio si trova al naturale, alla piastra, affumicato, trasformato in crocchette o ragù. Ha una consistenza spugnosa e un sapore delicato. Attenzione però: è ricchissimo di glutine.
- *Bevande vegetali.* Prive di grassi animali e di lattosio, possono essere utilizzate in sostituzione al latte vaccino o di capra. In commercio si trovano anche arricchite con calcio.
- *Sale dell'Himalaya.* Sale integrale ricco di minerali e naturalmente povero di sodio. Ha un colore leggermente rosato.

Questi prodotti sono facilmente reperibili nei negozi di alimenti biologici o negli scaffali dedicati al biologico nei supermercati.

Ti consigliamo di provarli perché ti aiuteranno non solo ad aumentare l'appetibilità dei tuoi pasti, ma anche a preservare la tua salute, grazie ai preziosi nutrienti che garantiscono il corretto funzionamento dell'organismo.

Abbiamo cercato di rispettare le stagioni, utilizzando un'ampia varietà di verdure (e di frutta), incluse quelle meno comuni, ma che rappresentano una parte importante del nostro patrimonio agricolo.

Cerca di acquistare frutta e ortaggi direttamente dai produttori locali, privilegiando le coltivazioni a basso impatto ambientale e quelle biologiche.

Questi prodotti hanno senz'altro un costo un po' più elevato di quelli industriali, ma offrono maggiori garanzie per la salute e per il palato.

Entriamo in cucina

- *Cereali integrali in chicchi*

  Abbiamo cercato di darti un'ampia scelta: farro, kamut, orzo, avena, segale, ecc. Sulle confezioni trovi le istruzioni per preparali, inclusi i tempi di cottura (se utilizzi la pentola a pressione, dimezzali). Sono alimenti semplici, versatili e molto pratici, perché si possono preparare per tempo (e in grandi quantità) e conservare in frigorifero per circa una settimana in comodi barattoli a chiusura ermetica.

- *Erbe aromatiche (fresche ed essiccate) e spezie (fresche o in polvere)*

  Se disponi di un terrazzo o un giardino, in primavera acquista le piantine di erbe aromatiche fresche e utilizzale generosamente per aggiungere sapore ai tuoi piatti. Le spezie in polvere e le erbe aromatiche essiccate sono un jolly in cucina. Sbizzarrisciti, ma attenzione alle dosi: è necessario bilanciare i sapori e creare un'armonia di aromi e di profumi.

- *L'olio di sesamo*

  Ricco di acidi grassi mono e polinsaturi. Ha un sapore lievemente aromatico.

- *L'agrodolce di mela*

  Condimento a base di succo concentrato e aceto di mele, invecchiato in botti per circa due anni. Ha un sapore simile all'aceto balsamico.

- *Dove sono le patate?*

  Nelle nostre ricette non ci sono, ma puoi inserirle in

piccole quantità (80-100 grammi a persona) in sostituzione dei cereali di accompagnamento, tenendo presente che il loro indice glicemico è più elevato nella cottura a vapore rispetto a quella in forno.

■ *Le cotture*

Ti consigliamo di usare cotture a basse temperature per preservare l'aroma dei cibi ed evitare la produzione di sostanze nocive per la tua salute.

■ *Le pentole*

Prova quelle in porcellana, in ghisa e in terracotta non trattata con sostanze chimiche. Queste ultime sono indicate per le preparazioni a cottura lenta come zuppe, vellutate, minestroni.

Un'ultima annotazione prima di lasciarti ai fornelli: il peso degli ingredienti è riferito a crudo (salvo diversa indicazione) e al netto degli scarti.

Pronto a cambiare alimentazione? Allora buon inizio del programma, e buon appetito!

GIORNO 1 lunedì

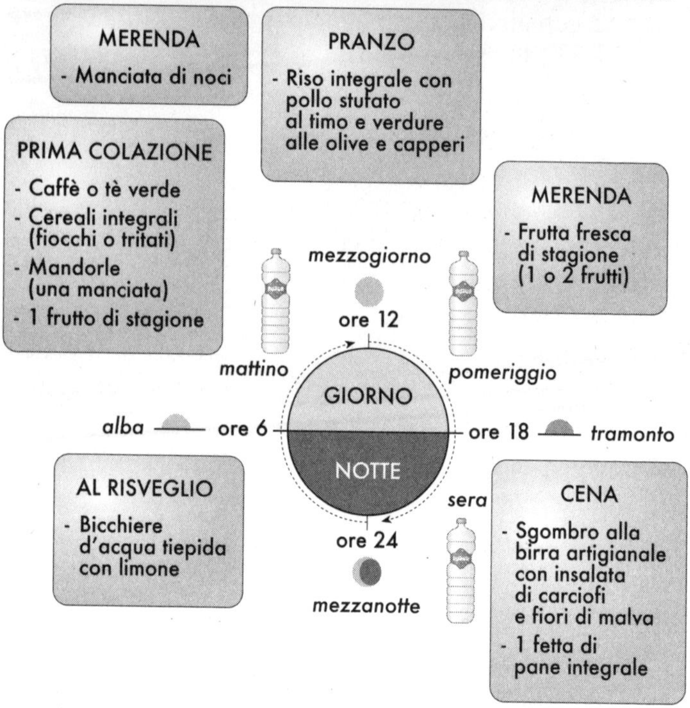

PRANZO DEL LUNEDÌ

Riso integrale con pollo stufato al timo e verdure alle olive e capperi

Ingredienti per una persona

- 50 g di riso integrale
- 100-120 g di petto di pollo (senza pelle e sgrassato)
- 250-300 g di verdure di stagione
- 1 rametto di timo fresco oppure
- 1 cucchiaino di timo essiccato
- 1 scalogno tritato
- 5 olive denocciolate
- 1-2 cucchiaini di capperi
- 2 cucchiaini di olio extravergine d'oliva
- Un pizzico di sale marino integrale
- Mix di pepe in grani macinato fresco a piacere

■ In una padella con fondo antiaderente soffriggete dolcemente lo scalogno in un cucchiaino d'olio. Unite il petto di pollo tagliato a cubetti e lasciate rosolare per pochi minuti; portate a cottura a fuoco basso bagnando di tanto in tanto con acqua tiepida. A fuoco spento unite il timo, mescolate, coprite con un coperchio e tenete in caldo.

■ Pulite e tagliate in piccoli pezzi le verdure, trasferitele in un tegame con fondo antiaderente e cuocetele per pochi minuti irrorandole con acqua tiepida (al termine della cottura devono risultare croccanti e leggermente dorate). A fuoco spento aggiungete le olive e i capperi tritati e mescolate. Tenete in caldo.

■ Fate bollire il riso con un pizzico di sale (come indicato sulla confezione). Scolatelo, trasferitelo in una ciotola e condite con un cucchiaino d'olio e il mix di pepe.

■ Servite il pollo con le verdure e il riso.

CENA DEL LUNEDÌ

Sgombro alla birra artigianale con insalata di carciofi e fiori di malva (con kamut in chicchi)

Ingredienti per una persona

- 120-150 g di filetti di sgombro fresco
- 150-200 ml di birra artigianale
- 150 g di cuori di carciofo affettati finemente
- 1 foglia di alloro
- 1 cucchiaino di olio extravergine d'oliva
- 1 cucchiaino di olio di noci
- Un pizzico di sale marino integrale
- Alcuni fiori di malva
- Accompagnate con 2 cucchiai di kamut in chicchi (cotto)

■ Adagiate i filetti di sgombro fresco in una terrina, irrorateli con la birra artigianale, aggiungete la foglia d'alloro spezzettata, coprite con un telo da cucina e lasciate marinare in frigorifero per 30 minuti circa.
■ Nel frattempo mondate e affettate i carciofi, conditeli a crudo con l'olio extravergine e un pizzico di sale, unite i fiori di malva e mescolate. Tenete da parte.
■ Cuocete i filetti di sgombro in una padella larga, irrorandoli di tanto in tanto con la marinata. Servite il pesce con i carciofi e il kamut, fatto precedentemente bollire, scolato e condito con l'olio di noci.

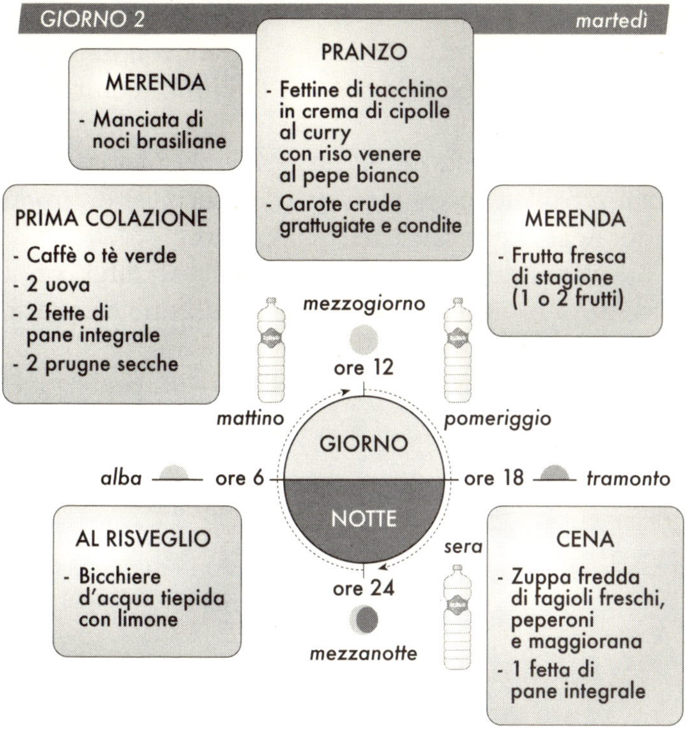

PRANZO DEL MARTEDÌ

Fettine di tacchino in crema di cipolle al curry con riso venere al pepe bianco

Ingredienti per una persona

- 100-120 g di fesa di tacchino (senza pelle e sgrassata) tagliata a fettine
- 50 g di riso venere integrale
- 2 cipolle bianche biologiche
- 1 cucchiaino (scarso) di curry
- 2 cucchiaini di olio extravergine d'oliva
- 1 rametto di rosmarino
- Un pizzico di sale marino integrale
- Alcune bacche di pepe bianco
- Brodo vegetale biologico (sgrassato e privo di glutammato monosodico) q.b.

■ Avvolgete le cipolle in un foglio di carta forno bagnato e strizzato. Adagiatele in una teglia e infornate a 160-180°C. Cuocetele per 15-20 minuti (controllate la cottura).

■ Togliete le cipolle dal forno, spellatele, mettetele nel mixer e frullatele con il curry e 1-2 cucchiai di brodo caldo. Regolate di sale e tenete in caldo.

■ Rosolate a fuoco dolce le fettine di tacchino con il rosmarino in un cucchiaino d'olio. Portate a cottura bagnando con il brodo.

■ Cuocete il riso venere come indicato sulla confezione. Scolatelo e condite con un cucchiaino di olio e le bacche di pepe bianco.

■ Servite il tacchino con la crema di cipolle e il riso.

CENA DEL MARTEDÌ

Zuppa fredda di fagioli freschi, peperoni e maggiorana

Ingredienti per una persona

- 80-100 g di fagioli freschi sgranati
- 1/2 peperone tagliato a dadini
- 1 pomodoro tagliato a dadini
- 1 cipolla affettata
- 1 spicchio d'aglio
- 250-300 ml di brodo vegetale biologico (sgrassato e privo di glutammato monosodico)
- Maggiorana fresca q.b.
- 2 cucchiaini d'olio extravergine d'oliva
- Un pizzico di sale marino integrale

■ In un tegame di terracotta mettete i fagioli, le verdure e lo spicchio d'aglio, versate il brodo e portate a ebollizione a fiamma vivace. Abbassate il fuoco, coprite con un coperchio e cuocete per circa un'ora.

■ Frullate con il frullatore a immersione oppure passate nel passaverdura (potete eventualmente eliminare lo spicchio d'aglio). Regolate di sale, profumate con la maggiorana, condite con un cucchiaino d'olio e mescolate. Lasciate raffreddare a temperatura ambiente.
■ Versate la zuppa nel piatto, irrorate con un cucchiaino di olio e servite.

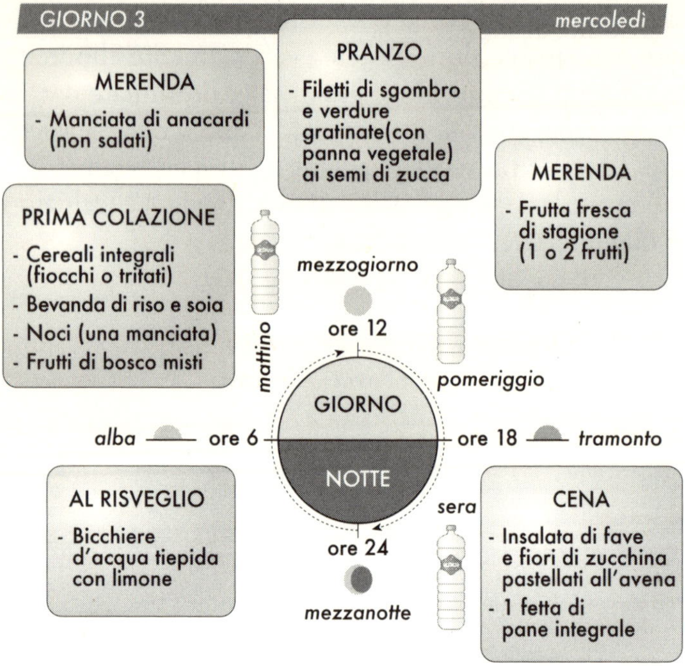

PRANZO DEL MERCOLEDÌ

Filetti di sgombro e verdure gratinate (con panna vegetale) ai semi di zucca

Ingredienti per una persona

- 100-120 g di filetti di sgombro fresco
- 200-250 g di verdure fresche cotte a vapore e tagliate a dadini
- 3 cucchiai di panna vegetale
- 1 cucchiaio di semi di zucca
- Coriandolo in polvere q.b.

■ Cuocete i filetti di sgombro a vapore.

■ Mettete le verdure in una pirofila leggermente oliata,

distribuite in superficie la panna vegetale mescolata con il coriandolo e informate sotto il grill fino a quando sarà leggermente dorata.

■ Adagiate il pesce nella pirofila, unite le verdure, decorate con i semi di zucca e servite.

CENA DEL MERCOLEDÌ

Insalata di fave e fiori di zucchina pastellati all'avena

Ingredienti per una persona

- 100 g di fave fresche sgranate
- 100 g di lattuga
- 4 fiori di zucchina
- 2-3 cucchiai di farina d'avena
- 1/2 cucchiaino di bicarbonato
- 1 cucchiaino di olio extravergine d'oliva
- 1 cucchiaino di origano
- Un pizzico di sale marino integrale
- Acqua gasata fredda q.b.

■ Preparate la pastella in una terrina mescolando la farina d'avena con il bicarbonato, versando lentamente l'acqua e amalgamando energicamente con una frusta. Dovete ottenere un composto liscio e leggermente cremoso.

■ Pulite con delicatezza i fiori di zucchina con un telo umido, eliminate il pistillo e immergeteli nella pastella. Adagiateli in una teglia rivestita con carta forno e infornate a 160 °C fino a quando saranno leggermente dorati.

■ Nel frattempo cuocete le fave a vapore, lavate la lattuga, asciugatela e tagliatela a julienne.

■ Distribuite le striscioline di lattuga nel piatto, mettete al centro le fave ben scolate, irrorate con l'olio, profumate con l'origano, regolate di sale e servite con i fiori di zucchina.

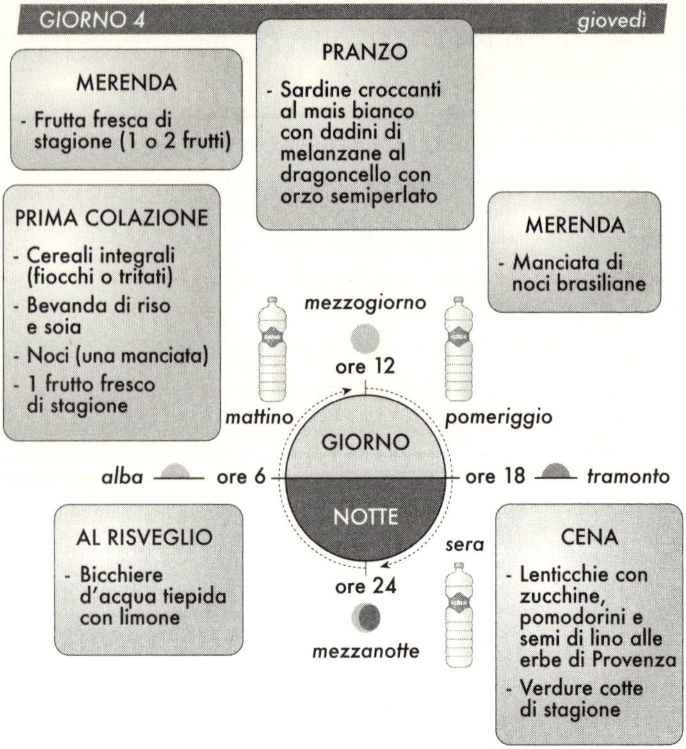

PRANZO DEL GIOVEDÌ

Sardine croccanti al mais bianco con dadini di melanzane al dragoncello (con orzo semiperlato)

Ingredienti per una persona

- 200 g di sardine fresche pulite
- 1 bicchiere di bevanda di farro (o di riso)
- 150 g di melanzane, sbucciate e tagliate a dadini
- 1 scalogno tritato
- 1 cucchiaino di dragoncello essiccato
- 2 cucchiaini di olio extravergine d'oliva
- Un pizzico di sale marino integrale
- Mix di pepe in grani macinato fresco
- Farina di mais bianco q.b.
- Brodo vegetale biologico (sgrassato o privo di glutammato monosodico) q.b.
- Accompagnate con 50-60 g di orzo semiperlato cotto

■ Mettete le sardine in una terrina, irroratele con la bevanda di farro e un cucchiaino di olio extravergine, aromatizzate con il mix di pepe, coprite con un telo da cucina e lasciate marinare in frigorifero per circa un'ora.
■ Nel frattempo soffriggete dolcemente lo scalogno in un cucchiaino d'olio, unite le melanzane e lasciate insaporire. Portate a cottura a fiamma dolce bagnando con il brodo vegetale. A fuoco spento regolate di sale, aromatizzate con il dragoncello, mescolate e tenete in caldo.
■ Scolate le sardine dalla marinata e impanatele con la farina di mais bianco. Adagiatele in una teglia rivestita con carta forno e infornate a 140-160 °C per 10 minuti circa.
■ Servite le sardine con le melanzane e l'orzo.

CENA DEL GIOVEDÌ

Lenticchie con zucchine, pomodorini e semi di lino alle erbe di Provenza

Ingredienti per una persona

- 80-90 g di lenticchie
- 2 zucchine piccole tagliate a dadini
- 6 pomodorini tagliati a spicchi
- 2 cucchiai di cipolla, carota e sedano tritati
- 1 spicchio d'aglio
- 1 foglia d'alloro
- 1 cucchiaino di olio di sesamo
- 1 cucchiaino di olio extravergine d'oliva
- 2 cucchiaini di semi di lino
- 1 cucchiaino di erbe di Provenza
- Un pizzico di sale marino integrale

■ Portate a ebollizione una pentola d'acqua con la foglia d'alloro e cuocetevi le lenticchie precedentemente risciacquate. Scolatele e lasciatele sgocciolare.

■ Rosolate il trito di verdure e l'aglio nell'olio di sesamo, unite le zucchine e lasciate insaporire per alcuni minuti. Aggiungete le lenticchie e i pomodorini e proseguite la cottura per 5 minuti circa.

■ A fuoco spento, unite i semi di lino, profumate con le erbe di Provenza, regolate di sale e mescolate. Irrorate con l'olio extravergine e servite.

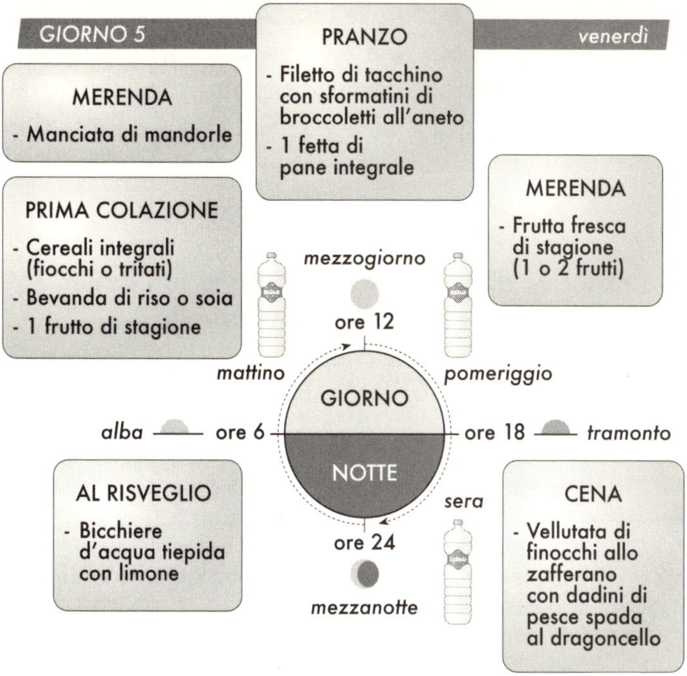

PRANZO DEL VENERDÌ

Filetto di tacchino con sformatini di broccoletti all'aneto

Ingredienti per una persona

- 100 g di filetto di tacchino
- 150 g di cimette di broccoli cotti a vapore
- 1 cucchiaio di ricotta fresca di capra
- 1 cucchiaino di aneto essiccato
- 1 cucchiaino di olio di noci
- Un pizzico di sale marino integrale
- Semi di girasole e di zucca per decorare

■ Frullate i broccoli, unite la ricotta e l'aneto e amalgamate. Trasferite il composto in due piccoli stampini leggermente oliati, decorate con i semi di girasole e infornate a 140-160 °C per 10 minuti circa.

■ Nel frattempo rosolate la fesa di tacchino nell'olio di noci e portate a cottura a fiamma dolce irrorando con acqua se necessario. Adagiatela nel piatto, regolate di sale, decorate con i semi di zucca e servite con gli sformatini.

CENA DEL VENERDÌ

Vellutata di finocchi allo zafferano con dadini di pesce spada al dragoncello

Ingredienti per una persona

- 200-250 g di finocchi
- 100-120 g di pesce spada fresco
- 50 ml di birra artigianale
- 1 carota piccola tritata
- 1/2 cipolla tritata
- 250-300 ml di brodo vegetale biologico (sgrassato e privo di glutammato monosodico)
- 3 cucchiai di panna vegetale
- 1 cucchiaino di olio di sesamo
- 1 cucchiaino di dragoncello essiccato
- 1 bustina di zafferano
- Un pizzico di sale marino integrale

■ Lavate i finocchi, mondateli e tagliateli a pezzi. Metteteli in un tegame di terracotta con la carota e la cipolla, versate il brodo e portate a ebollizione a fiamma media. Abbassate il fuoco, coprite con un coperchio e cuocete per 40 minuti circa. Aggiungete la panna vegetale, mescolate e proseguite la cottura per 2-3 minuti. Frullate con il frullatore a immersione oppure passate nel passaverdura. Tenete in caldo.

■ Tagliate il pesce a dadini che farete rosolare nell'olio di sesamo. Irrorate con la birra e portate a cottura. A fuoco spento insaporite con il dragoncello e con lo zafferano precedentemente stemperato in un cucchiaino di acqua bollente.

■ Versate la zuppa nel piatto, disponete al centro i dadini di spada e servite.

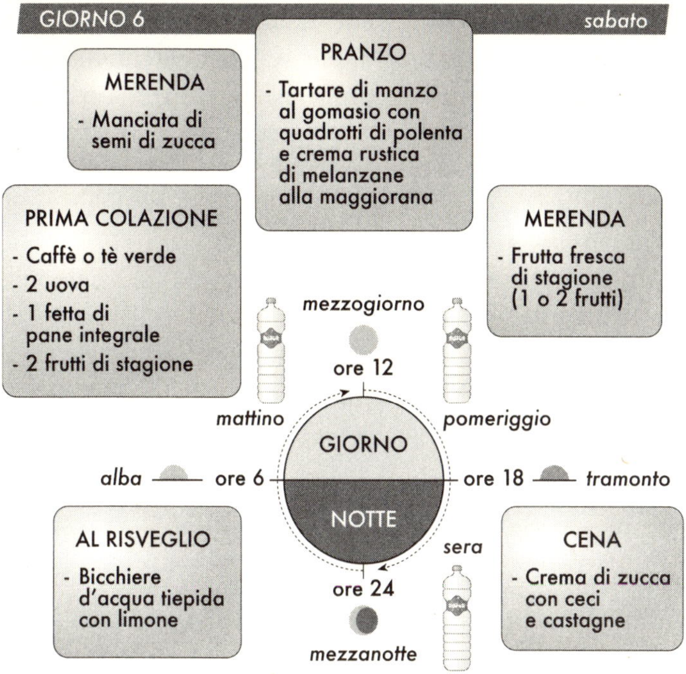

PRANZO DEL SABATO

Tartare di manzo al gomasio con quadrotti di polenta e crema rustica di melanzane alla maggiorana

Ingredienti per una persona

- 120 g di carne magra di manzo tritata
- 150 g di polenta integrale cotta
- 1 spicchio d'aglio
- 50 ml di salsa di pomodoro
- 150 g di melanzane biologiche tagliate a dadini
- 2 cucchiaini di olio extravergine d'oliva
- 1 cucchiaino (abbondante) di gomasio
- Un pizzico di sale marino integrale
- Alcune foglioline di maggiorana fresca
- Peperoncino fresco a piacere
- Alcuni pistacchi per decorare

■ Rosolate l'aglio in un cucchiaino d'olio, aggiungete le melanzane e lasciate insaporire per qualche minuto. Versate la salsa di pomodoro, aromatizzate con il peperoncino, regolate di sale, coprite con un coperchio e portate a cottura. Lasciate intiepidire, trasferite nel mixer con la maggiorana e frullate. Dovete ottenere una crema liscia e omogenea.

■ Condite il manzo con un cucchiaino d'olio e il gomasio. Mettetelo nel coppapasta* e disponetelo al centro del piatto. Unite la polenta calda e la crema di melanzane, decorate con i pistacchi e servite.

* Anello in acciaio (disponibile in varie misure) per dare una forma armonica alle preparazioni alimentari (dolci o salate) o per tagliare la pasta fresca.

CENA DEL SABATO

Crema di zucca con ceci e castagne

Ingredienti per una persona

- 200 g di polpa di zucca, tagliata a dadini
- 80 g di ceci cotti e gocciolati
- 4 castagne bollite e sbucciate
- 2 cucchiaini di olio extravergine d'oliva
- 1/2 cipolla bianca tritata
- 1 gambo di sedano tritato
- 1 rametto di rosmarino
- Un pizzico di sale marino integrale
- 300 ml di brodo vegetale biologico (sgrassato e privo di glutammato monosodico)

■ In un tegame di terracotta soffriggete dolcemente la cipolla e il sedano in un cucchiaino d'olio, profumate con il rametto di rosmarino, aggiungete la polpa di zucca e lasciate insaporire per un paio di minuti a fiamma media. Abbassate il fuoco, versate il brodo vegetale, coprite con un coperchio e cuocete per 40 minuti circa.

■ Eliminate il rametto di rosmarino, versate nel mixer, unite 50 g di ceci cotti, due castagne e frullate. Aggiungete il resto dei ceci, regolate di sale e mescolate.

■ Versate la vellutata nel piatto, decorate con le due castagne rimaste, irrorate con un cucchiaino d'olio e servite.

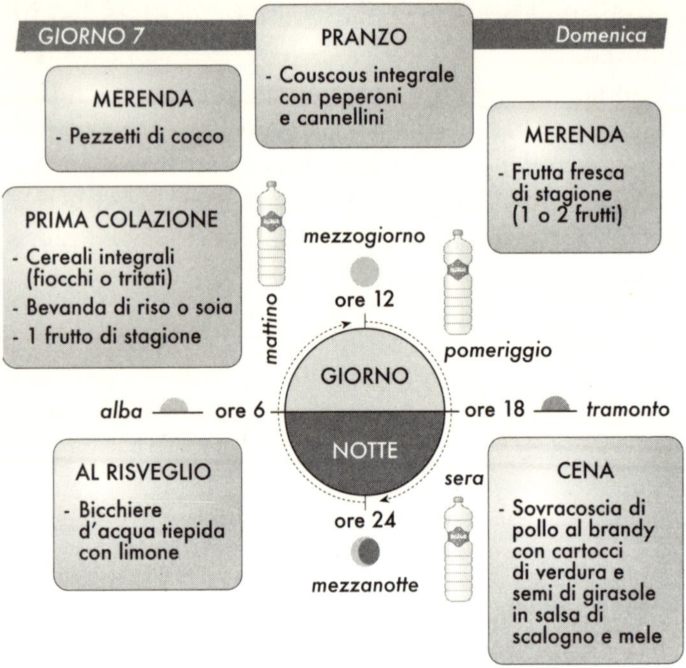

PRANZO DELLA DOMENICA

Couscous integrale con peperoni e cannellini

Ingredienti per una persona

- 60-70 g di couscous integrale
- 150 g di peperoni tagliati a julienne
- 50-60 g di fagioli cannellini (cotti e sgocciolati)
- 1 cucchiaio di porro tritato
- 1 rametto di rosmarino
- 1 cucchiaino di olio extravergine d'oliva
- 1 cucchiaino di curcuma
- Un pizzico di sale marino integrale

■ Preparate il couscous seguendo le indicazioni sulla confezione. Sgranatelo e tenetelo in caldo.

■ Rosolate il porro nell'olio con il rosmarino, unite i peperoni e lasciateli dorare leggermente a fiamma media. Abbassate il fuoco, regolate di sale e cuocete per 10 minuti circa, irrorando con acqua se necessario. Aggiungete i fagioli cannellini, mescolate e proseguite la cottura per 2-3 minuti. Stemperate la curcuma in 2 cucchiai di acqua calda e versatela sui peperoni e i fagioli, amalgamate bene e spegnete il fuoco.
■ Servite il couscous con i peperoni e i fagioli.

CENA DELLA DOMENICA

Sovracoscia di pollo al brandy* con cartocci di verdura e semi di girasole in salsa di scalogno e mele

Ingredienti per una persona

- 1 sovracoscia di pollo
- 250-300 g di verdure di stagione tagliate a pezzetti
- 60-70 g di scalogno affettato finemente
- 120 g di mele tagliate a fettine
- 30 ml di brandy*
- 1 cucchiaio di semi di girasole
- 1 foglia di alloro
- 2 foglie di salvia
- 2 cucchiaini di olio extravergine d'oliva
- Un pizzico di coriandolo in polvere
- Un pizzico di sale marino integrale

■ Rosolate il pollo in un cucchiaino d'olio con la foglia di alloro spezzettata. Versate 20 ml di brandy e lasciate sfumare a fiamma media. Abbassate il fuoco e portate a cottura, irrorando con acqua se necessario.

* L'uso degli alcolici è finalizzato a conferire gusto al piatto, con le cotture l'alcol evapora e non incide sull'efficacia della dieta.

■ Adagiate sul piano di lavoro un foglio di carta forno bagnato e strizzato, distribuite al centro le verdure, condite con l'olio, regolate di sale, profumate con le foglie di salvia, sigillate il cartoccio e infornate a 160 °C per 15 minuti circa.
■ Mettete lo scalogno e le mele in un tegame con 3 cucchiai di acqua calda e lasciate appassire a fuoco dolce. Versate il brandy e alzate la fiamma fino a quando il composto inizia a dorare. Spegnete il fuoco e profumate con il coriandolo.
■ Servite il pollo con le verdure e la salsa di scalogno e mele.

Dopo la prima settimana

Ci auguriamo che tu abbia potuto apprezzare questa prima settimana della tua nuova alimentazione. Ricordati di utilizzare la tabella che hai preparato all'inizio del programma per segnare accuratamente i diversi parametri e valutare il miglioramento. Sicuramente, se hai seguito correttamente il piano, avrai già notato un calo di peso, e così pure la variazione attesa degli altri indicatori. Non ti resta che proseguire sulla strada intrapresa; per aiutarti a farlo nel migliore dei modi, troverai alla fine del libro altre gustose ricette, alternative a quelle già presentate, per rendere il più possibile vario e invitante il piano settimanale.

Non ci stancheremo mai di ripeterlo: quella che questo libro propone non è una dieta, ma un nuovo modo di mangiare, e di godersi la vita, dimagrendo!

Ma ora vediamo cosa è indispensabile fare, oltre a nutrirsi correttamente, per perdere peso e mantenere il risultato.

Riattivazione motoria antigrasso

Anche se non è per il semplice consumo di calorie, come viene insistentemente sbandierato, l'esercizio fisico è fondamentale per la perdita e il controllo del peso: far del moto contribuisce infatti, assieme a un'alimentazione corretta sul piano genomico, ad attivare il metabolismo.

Basta pensarci un attimo. Anche se corressimo per un'ora al giorno, non riusciremmo a consumare più di 400-500 chilocalorie, che sono grosso modo l'equivalente di un piatto di pasta al sugo. Se invece aumentiamo di qualche decina di chilocalorie l'ora il nostro metabolismo basale, in ventiquattr'ore avremo consumato più di 1.000 chilocalorie. Non è facile ottenere questo risultato, ma una cosa è certa: mangiando sempre meno e riducendo sempre più l'introito di calorie si ottiene piuttosto l'effetto contrario, e cioè quello di contribuire a un ulteriore rallentamento del nostro motore metabolico.

Il meccanismo, in parole semplici, è questo: se so che ho meno benzina, per bruciarne meno rallento, proprio per ridurre i consumi. L'organismo percepisce il calo di introito calorico come un'emergenza a cui può rispondere solo salvaguardando le riserve esistenti e quindi consumando meno. In poco tempo dunque il meccanismo della perdita di peso si blocca e quando si riprende a mangiare si accumula nuovamente grasso. E con gli interessi.

Per questo motivo non parleremo solo di esercizio fisico ma più in generale di attività motoria perché, come vedremo, per ottenere quella tanto desiderata scossa metabolica occorre dare ritmo all'intera giornata.

Cominciare per gradi

Se sei abitualmente sedentario, inizia con calma e sii paziente. Ci vorrà un po' per avvertire i benefici del movimento fisico. Il modo migliore per iniziare non è fare lunghe sedute, ma spezzare un allenamento da 30 minuti in 3 miniallenamenti da 10 minuti ciascuno. Quando riuscirai a fare questo facilmente nel corso della giornata e senza sentirti troppo stanco, vuol dire che è arrivato il momento di aumentare a 3 sessioni da 15 minuti.

Ma andiamo per ordine. Gli adulti dovrebbero fare

almeno 30 minuti al giorno di attività fisica aerobica di moderata intensità. A questo andrebbero poi aggiunte almeno due sedute alla settimana di attività muscolare con i pesi e con degli esercizi a corpo libero. Molto utili sono le *fitball* (quelle grandi palle di gomma gonfiabili) e gli elastici, che permettono un esercizio muscolare dolce e graduale. Naturalmente, a seconda delle proprie inclinazioni, si può scegliere di intraprendere a livello amatoriale una qualsiasi attività sportiva. Attenzione però ai traumi: se ci si fa male si è costretti poi a fermarsi.

Per i più anziani o le persone particolarmente fuori forma, come dicevamo prima, è utile suddividere l'esercizio giornaliero in più sedute brevi. Un esempio potrebbe essere fare 10 minuti di cyclette al mattino, 10 minuti di esercizi con gli elastici nel primo pomeriggio e altri 15 di cyclette la sera.

Perché muoversi fa bene alla salute

I benefici di un esercizio fisico regolare non intervengono solo a livello metabolico e del dimagrimento. Molte ricerche indicano che praticare regolare attività motoria ha almeno i seguenti effetti positivi sull'organismo umano:

- aumenta longevità e autonomia funzionale;
- riduce l'incidenza di malattie cardiovascolari, di ictus, di ipertensione e di ipercolesterolemia;
- ha un'azione protettiva nei confronti del tumore del colon e del seno e sembra ridurre l'incidenza anche del tumore polmonare ed endometriale;
- previene l'insulino-resistenza, il diabete di tipo II e la sindrome metabolica;

- protegge le ossa e aiuta a prevenire l'osteoporosi, oltre a migliorare il controllo motorio, l'equilibrio e quindi a ridurre il rischio di cadute;
- migliora l'umore, le capacità cognitive, riduce la depressione, l'ansia e l'insonnia.

Quale farmaco ha un effetto del genere? Così potente e profondo? E pensate al risultato complessivo che otterrete quando assocerete esercizio, nutrizione corretta, nutraceutici e rilassamento! Sarà come rinascere.

Del resto le tragiche conseguenze di una vita sedentaria si conoscono bene sul piano medico e si associano spesso a una nutrizione errata. È facile, in sostanza, che chi mangia male sia anche sedentario e, viceversa, chi pratica regolarmente attività fisica ci tenga anche alla propria alimentazione. I vari aspetti del nostro stile di vita si associano, nel bene e nel male, l'uno con l'altro e così accadrà anche quando deciderete di adottare una dieta equilibrata. A un certo punto insorgerà in voi il desiderio di iniziare a muovervi.

Secondo alcune stime fatte dal *Center for Disease Control and Prevention* (CDC) in USA, l'inattività è associata con oltre 9 milioni di casi di malattie cardiovascolari all'anno, con un costo di oltre 24 miliardi di dollari. In Italia in media il 34% degli uomini e il 46% delle donne non svolge alcun tipo di esercizio fisico nel tempo libero. Peraltro i pochi studi che hanno valutato i livelli di attività fisica con l'ausilio di accelerometri indossati dai partecipanti, hanno dato risultati che portano a pensare che i livelli riferiti negli studi senza reale misurazione siano sovrastimati. Insomma, tendiamo tutti a pensare che ci muoviamo di più di quanto non facciamo in realtà.

Non solo sport

Praticare uno sport non è sempre facile: ci sono alle volte difficoltà legate al tempo, all'organizzazione del lavoro, agli spostamenti dettati dai ritmi della vita quotidiana. Fermo restando quanto detto sopra, ossia che l'attività dovrebbe essere giornaliera e frequente, vediamo in pratica come poter iniziare *in ogni caso* una corretta attività motoria, tenendo presente che, per chi è inattivo, qualsiasi aumento dell'esercizio fisico è meglio di nulla.

- La prima regola è quella di scegliere un'attività fisica che ti piaccia o che, semplicemente, ti sia più facilmente accessibile. Esistono innumerevoli forme di esercizio che sono benefiche per la salute e che ti possono aiutare a perdere peso. Camminare, correre, andare in bici ma anche ballare, fare giardinaggio o i lavori di casa. Prima dunque di iniziare, pensa a quello che ti piacerebbe fare. Ti vedi di più a seguire un corso di tango o a correre nei boschi con la mountain bike?
- Se ti sembra impossibile trovare 60 minuti o più al giorno, spezzare le sedute ti aiuterà a scegliere delle attività da svolgere senza bisogno di grande preparazione, come camminare, fare dello step o un po' di cyclette in casa, una routine di esercizi sulla fitball o un piccolo circuito con dei pesi.
- Un paio di volte alla settimana, se ti è possibile, trovati un compagno di allenamento. Questo ti aiuterà a essere più costante, e ti renderà più divertente l'allenamento e la verifica dei risultati. Soprattutto sarà meno facile farsi sopraffare dalla pigrizia.
- Tieni sempre il ritmo alto quando cammini, quando fai le scale o quando ti muovi per i lavori di casa. Cerca

di pensare sempre consapevolmente allo sforzo che stai facendo e prova a tenere un ritmo che si faccia sentire sul piano dello sforzo. Un trucco, quando cammini, è quello di pensare di avere un appuntamento con qualcuno e di essere un po' in ritardo. Un'andatura sostenuta permette 115-130 passi al minuto. Se non riesci all'inizio, non preoccuparti: ci arriverai mano a mano che gli effetti dell'allenamento si faranno sentire. Possono essere utili i pedometri o misuratori di passo, piccoli strumenti, poco costosi, che sono in grado di dirti quanti passi hai fatto nel corso di una camminata o nella giornata intera.

- Tutte le volte che puoi, scegli di muoverti piuttosto che di farti trasportare, per esempio facendo le scale invece di usare l'ascensore o le scale mobili, percorrendo a piedi anche solo parte del tragitto per recarti al lavoro, ad esempio parcheggiando appositamente un po' più lontano o scendendo alla fermata prima dell'autobus o della metropolitana.
- Se gli spostamenti per raggiungere la palestra ti portano via troppo tempo, puoi provare a rendere le cose più semplici acquistando un attrezzo da casa, come una cyclette, un vogatore o un cross trainer. Questo ti permetterà di organizzare facilmente almeno qualche allenamento alla settimana. Inoltre, potrai in alcuni casi dedicarti anche ad altre attività (ad esempio leggere mentre pedali).
- Se c'è qualche sport che ti attira e che pensi ti possa davvero divertire, iscriviti a un corso. Questo favorirà una maggiore regolarità (avendo pagato ti seccherà non partecipare) e potrà rendere l'attività motoria più divertente. Cerca però di scegliere una palestra vicino a casa o al lavoro per evitare di perdere troppo tempo negli spostamenti.

- Tieni un diario dei tuoi allenamenti, perché ti servirà per avere maggiore regolarità (ti accorgerai subito se salti troppe sedute) e per valutare i progressi fatti.
- Almeno all'inizio, potrà esserti utile seguire i consigli di un personal trainer, che sarà in grado di insegnarti l'esecuzione corretta degli esercizi e anche quale ritmo tenere. Bastano in genere poche sedute per essere in grado di continuare in autonomia.
- Anche in questo caso, prefiggiti degli obiettivi a breve termine e premiati ogni volta che li raggiungi. Il primo obiettivo deve essere la regolarità e quindi, se nel primo mese sei riuscito a fare il 90% dell'attività fisica che avevi pianificato, hai sicuramente raggiunto un ottimo traguardo.

Quale intensità?

È bene dire qualche parola in più sull'intensità da tenere durante l'attività fisica, visto che termini come "camminata veloce" o "intensità moderata" sono piuttosto vaghi. Si considera un'attività aerobica di moderata intensità quella che aumenta significativamente la frequenza cardiaca e il ritmo respiratorio, che fa sudare ma che permette ancora di parlare piuttosto agevolmente. Questa è l'intensità consigliabile, soprattutto per chi è agli inizi. Per la maggior parte delle persone in sovrappeso e fuori forma, camminare è l'esercizio ideale. Numerose ricerche, effettuate su migliaia di soggetti, hanno dimostrato che camminare è utile per ridurre il rischio di malattie cardiache, ictus, diabete e sovrappeso. Uno studio condotto in 16 anni su oltre 18.000 donne ha messo in evidenza un aumento di peso medio di 10 chili. Le donne che avevano incrementato la loro attività fisica di soli 30 minuti al giorno non avevano subito alcun aumento di peso evidente. In questo caso, l'esercizio era il camminare veloce o l'andare in bici.

Ricordati: qualsiasi attività motoria, anche non programmata, come per esempio tagliare l'erba del giardino o pulire i vetri di casa, se fatta a buon ritmo contribuisce ad attivare il nostro metabolismo.

Mano a mano che il tuo corpo risponderà positivamente all'esercizio fisico, dovrai aumentare l'intensità dei tuoi allenamenti. In altre parole, ciò che ti sembrerà molto faticoso se non impossibile all'inizio, diventerà facile con il passare delle settimane. A quel punto non ti adagiare sugli allori. Forza il tuo organismo ad adattarsi ancora, aumentando gradualmente la difficoltà del tuo programma.

È bene infine sottolineare che l'allenamento, che come abbiamo visto è fondamentale e assolutamente benefico, non può fare miracoli. C'è per esempio chi crede che esercitare uno specifico gruppo muscolare aiuti a bruciare il grasso in quella zona. Non esiste però prova che questo possa accadere e, al contrario, sono più le indicazioni che ci fanno supporre che questa riduzione selettiva del grasso sia molto improbabile. Per esempio, fare molti addominali non aiuterà a ridurre il grasso sulla pancia, ma al massimo solo ad aumentare il tono e la massa muscolare in quell'area. La ragione è che essendo quel grasso fondamentalmente "intrappolato", non viene utilizzato come fonte energetica mentre facciamo esercizio e pertanto il fatto che sia coinvolta o meno l'area caratterizzata da uno specifico deposito adiposo fa poca differenza. Piuttosto, dobbiamo cercare di riattivare la circolazione locale in modo tale da permettere che quel grasso venga utilizzato a scopo energetico. Sono in questo caso utili la sauna, il bagno turco, alcune tecniche di massaggi e terapie che riattivano il microcircolo. Attenzione, però, sudare non equivale a perdere grasso (si perdono solo liquidi)! Il calore è però un forte vasodilatatore e stimolerà la circolazione a livello cutaneo e sottocutaeno.

In conclusione, l'esercizio fisico è fondamentale non solo per il controllo del peso, ma anche per la nostra salute in generale.

Ciò detto, muoversi fa bene, ma non muoversi *sempre*: anche rallentare il ritmo e ridurre lo stress ci può aiutare a perdere peso.

Rilassamento e gestione dello stress

Abbiamo parlato di stress, di carico allostatico, di ipervigilanza associata a iposoddisfazione e abbiamo detto che queste condizioni, così frequenti nella società moderna, ci fanno ingrassare e ci logorano fino a minare la nostra salute. Ma possiamo affermare che ridurre lo stress, lavorare sulla nostra soddisfazione personale e riuscire a spegnere i campanelli d'allarme ci aiuta a dimagrire? La risposta è sì.

Vivere in una condizione di stress cronico altera, come abbiamo spiegato, il metabolismo. Alcuni ormoni coinvolti nella risposta da stress, come per esempio il cortisolo, stimolano l'accumulo di grasso. Vediamo allora come liberarci da questo problema con degli interventi pratici che non comportino sostanziali stravolgimenti nella nostra vita. Sarebbe infatti troppo facile consigliare a tutti di andare a vivere in mezzo ai monti, di cambiare lavoro o di vendere la macchina per evitare il traffico, ma sono suggerimenti tanto drastici quanto spesso irreali e per questo inapplicabili. Preoccupiamoci invece di identificare poche, semplici regole che servano da contromisure per proteggerci da quel grado di stress che è oggi apparentemente inevitabile.

Per questo lavoreremo a vari livelli, il primo dei quali è quello delle percezioni. Qualche tempo fa stavo camminando in centro città quando ho assistito a una scena paradossale: è un esempio perfetto di un sistema percettivo fuori controllo. Un uomo piuttosto anziano era fermo con la moglie e la nipotina in una zona a traffico limitato. Da dietro arrivò una macchina a passo d'uomo, il cui guidatore, non riuscendo a passare, suonò il clacson in modo delicato per chiedere al gruppetto di spostarsi. Il nonno, fino a quel momento dolcemente concentrato sulla nipotina, si trasformò di colpo in una belva feroce. Piantò lì la bambina e, correndo verso la macchina, iniziò a imprecare e a insultare il guidatore, per altro altrettanto anziano. Non contento, il nonno-belva iniziò a sferrare colpi sul finestrino dell'attonito automobilista, urlando che quella era una zona pedonale e anche lui se la doveva fare a piedi come tutti. Peccato che l'auto esponesse degli enormi contrassegni per disabili: era dunque evidente che il guidatore aveva pienamente diritto di passare per la zona pedonale e che se solo avesse potuto sarebbe andato volentieri a piedi. Decisi allora di intervenire, mi avvicinai all'anziano fuori controllo e gli indicai gli adesivi sulla macchina, aggiungendo in tono calmo che evidentemente il guidatore era un disabile. A quel punto, come in una trasformazione da Mr Hyde a Dottor Jekyll, la belva si addolcì di colpo, tornando il nonno premuroso che era stato fino a qualche minuto prima. Come riemerso da uno shock, andò avanti a scusarsi per vari minuti con il signore disabile e con me. Ma cosa era successo? Lo stress e l'ipervigilanza avevano preso il sopravvento sulla percezione di quest'uomo che, sentendosi minacciato, aveva reagito come se un animale feroce l'avesse aggredito, perdendo così la lucidità necessaria per guardarsi attorno, vedere i segnali sulla macchina e comprendere che in ogni caso la sua reazione era del tutto spropositata.

La prima regola per rilassarsi è dunque quella di prendere tempo, di interrompere il flusso di informazioni caotiche, in modo tale da riguadagnare controllo anche nelle situazioni complesse e tese. E per fare questo occorre fermarsi. A volte è molto utile fare uno o due respiri profondi prima di reagire. Questo vale se sei in mezzo al traffico, se il tuo capo ti dà una risposta sgarbata o se tuo marito o tua moglie ti fanno una scenata di gelosia perché sei rientrato a casa tardi. Come accade in un motore, anche gli esseri umani funzionano in modo ottimale sul piano emotivo, così come su quello metabolico, a specifici livelli di tensione. Troppa tensione e il motore si surriscalda, perché va su di giri. Troppo poca e batte in testa, rischiando di spegnersi bruscamente. Possiamo usare un semplice strumento, che abbiamo chiamato tensiometro, per visualizzare il nostro grado di tensione.

Il tensiometro ci torna molto utile, perché a diversi gradi di tensione corrispondono specifici stati d'animo e comportamenti. Per esempio, se la nostra tensione è al 25%, siamo in una condizione di sicurezza, calma e fiducia, dalla quale possono emergere emozioni come la gioia, la serenità e un'interazione armoniosa e positiva con noi stessi e con gli altri.

Viceversa se i giri del nostro motore sono troppo elevati, possiamo entrare in una situazione opposta, passando attraverso stati d'animo di rabbia, aggressività, ansia, panico fino alla paralisi completa e alla depressione come stato di esaurimento delle riserve mentali e fisiche. In sostanza quando la benzina è finita. O il motore si è fuso.

Ognuno di noi può trovare la propria posizione sul tensiometro e anche valutarne i cambiamenti nel tempo e i relativi stati d'animo. L'obiettivo è sempre quello di viaggiare a giri ottimali per muoversi ad alta velocità senza consumare troppo, godendosi il panorama e senza strappi al motore.

Se impariamo a gestire meglio le nostre risposte emotive, abbiamo fatto molto per la nostra salute e per la regolazione del nostro peso. Emozioni e attitudini positive aiutano una regolazione metabolica corretta e ci si può allenare a evocarle. Imparate a sorridere di più,

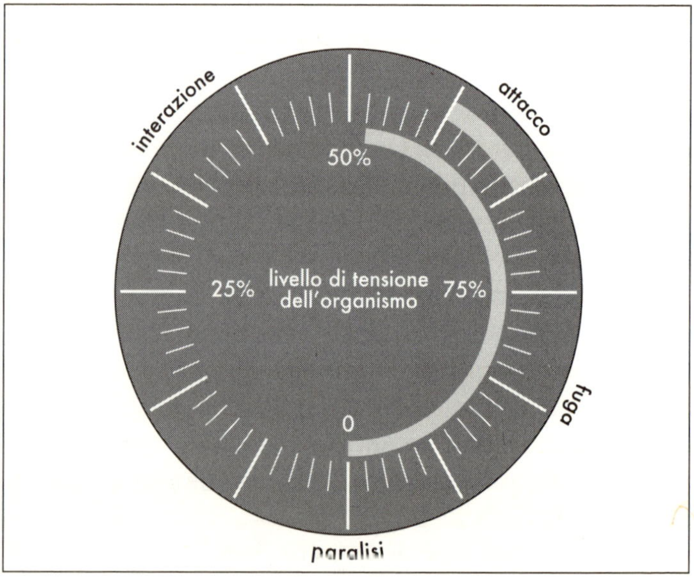

Il tensiometro, uno strumento utile a capire come diversi livelli di tensione interferiscono con i nostri comportamenti.

a ricordarvi di quante cose belle ci sono nella vita e prima di arrabbiarvi e reagire in malo modo, frenate, respirate e pensate che ci sono altri modi di affrontare i problemi. Esercitate il vostro dialogo interiore in senso positivo. Fate come gli atleti, che per trovare lo stato d'animo ottimale prima di una gara usano tecniche di rilassamento, di autodialogo e visualizzano mentalmente immagini positive. Provate anche voi, ogni giorno, per vincere la gara con voi stessi e con il peso. Ma poiché sarà impossibile evitare sempre la tensione, abbiamo bisogno anche di interventi di tipo correttivo, in grado cioè di controbilanciare con segnali opposti gli effetti negativi dello stress. Meditazione, yoga, tai-chi, training autogeno e biofeedback sono tutte discipline valide come strategie per compensare lo stress. Il biofeedback è forse la tecnica più sofisticata, in quanto utilizza dei sensori che possono misurare i livelli di stress e accelerare la capacità del soggetto di regolare parametri come la frequenza cardiaca, la tensione dei muscoli o perfino le onde cerebrali, ma richiede un operatore qualificato. Qui descriveremo due metodi che possono essere usati invece senza l'aiuto di un esperto: le micropause e una breve routine di meditazione.

Micropause e meditazione

Con micropause intendiamo dei brevissimi intervalli da inserire con regolarità nella vita quotidiana. Si tratta di pochi secondi o al massimo di qualche minuto in cui interrompiamo consapevolmente ciò che stiamo facendo e dirottiamo l'attenzione sulla respirazione, sul rilassamento dei muscoli e su un'immagine positiva. Seduti in modo confortevole, appoggiamo la mano sull'addome e inspiriamo con la pancia e, mentre espiriamo con estrema lentezza, rilassiamo i muscoli partendo dai piedi e risalendo lungo le gambe, il torace, le spalle, le braccia, fino al collo e al volto. Ripetiamo l'operazione un paio di volte.

Le micropause possono anche includere l'alzarsi, il prendere una boccata d'aria o il bere un sorso d'acqua. Bastano davvero pochi secondi, anche in ufficio.

All'inizio e alla fine della giornata, invece, possiamo introdurre delle tecniche di rilassamento un po' più strutturate, ma comunque brevi e facili da eseguire. Al mattino per esempio, alzandoci dal letto, possiamo eseguire alcuni dolci piegamenti in avanti, senza tenere le ginocchia troppo tese e facendo fare alla schiena un movimento rotatorio sia in flessione che in estensione. Poi, a gambe leggermente aperte, facciamo delicatamente delle torsioni del busto prima a destra, poi a sinistra. Quando ci giriamo espiriamo e quando torniamo al centro inspiriamo. Poi, con le mani sui fianchi, saliamo sulle punte dei piedi e da lì ci lasciamo scendere di colpo, in modo da sbattere lievemente il tallone a terra. Quando arriviamo a contatto con il pavimento, buttiamo fuori l'aria come se ci svuotassimo. Mentre eseguiamo questi semplici esercizi, ripetiamoci mentalmente che sarà una giornata serena e positiva, in cui il metabolismo funzionerà perfettamente riportando armonia nell'organismo.

La sera, scegliamo invece una frase rilassante come «è andato tutto bene» o «sono sereno e contento» e cerchiamo di collegarla a delle sensazioni fisiche ed emotive positive. Poi sediamoci comodamente su una poltrona e chiudiamo gli occhi. Rilassiamo quindi i muscoli partendo dai piedi, risalendo lungo le gambe, l'addome, il torace, le spalle, le braccia, fino al collo e al volto. Mentre percorriamo idealmente il nostro corpo, ripetiamo a mente "le mie gambe sono completamente rilassate", "le mie spalle sono completamente rilassate", e così via. Nel far ciò, concentriamo la nostra attenzione sul respiro, che deve essere fatto con l'addome e deve essere calmo, lento e regolare. A ogni espirazione, ripetiamo la frase che abbiamo scelto. Inizialmente distrarsi è normale, è solo questione di esercizio. L'intera routine può durare 5-10 minuti.

Infine c'è un'altra dimensione su cui dobbiamo lavorare per assicurarci una riduzione complessiva dei livelli di stress: quella interpersonale. Le interazioni tra esseri umani sono molto complesse e non è questa la sede per approfondirle. È importante però sottolineare perlomeno alcuni aspetti. Il primo fattore che fa innescare una risposta da stress in una persona è la percezione inconscia di pericolo che spesso è trasmessa dal volto degli altri. Con la sua elaboratissima muscolatura e innervazione, il viso è in grado di dare vita a moltissime espressioni, codificate a fondo da ricercatori come Paul Ekman. Le tensioni fanno sì che esso assuma anche a nostra insaputa espressioni di paura, disgusto, aggressività, distacco e la sola vista da parte di altri di tali espressioni innesca a sua volta una risposta neurologica che spingerà a replicare stati d'animo simili. C'è infatti un'associazione stretta tra espressione del volto e stato d'animo, cosciente o incosciente che sia.

Il sorriso, la distensione della muscolatura facciale, la distensione degli occhi danno invece vita a un volto amichevole e fiducioso, che farà abbassare le barriere difensive negli altri. Insomma, se sorridiamo di più staremo meglio noi e faremo stare meglio quelli che interagiscono con noi. Del resto è per questo che il volto del bambino fa tenerezza ed è difficile osservarlo senza lasciarsi andare a un sorriso affettuoso. Ecco allora che sorridere più spesso, anche davanti allo specchio o in metropolitana quando incrociamo lo sguardo di qualcuno, ma soprattutto ai nostri figli, genitori, familiari o amici, sarà un'altra fondamentale regola antistress.

Una nuova giornata tipo

Pensa come sarebbe bello trasformare ogni giorno in una splendida giornata. Come sarebbe bello se ogni giornata storta, grigia, faticosa o noiosa potesse essere vissuta con un sorriso così radioso e caldo da renderci felici e sereni.

E se avessimo davvero il potere di programmare una nostra giornata, quali sarebbero i nostri veri desideri? Chiederemmo che fossero esauditi quei sogni a lungo termine che riguardano la nostra esistenza? I soldi, il lavoro, la casa, la macchina, la sicurezza per noi e per i nostri figli? Tutti desideri legittimi, ma forse un po' lontani dalle nostre emozioni profonde e quotidiane. O forse sarebbero cose più immediate e meno complesse che vorremo nella nostra giornata perfetta? Un sorriso ricevuto dalle persone che ci stanno attorno, un raggio di sole che spunta dopo la pioggia, il vento che ci rinfresca la pelle, la faccia contenta di un figlio, l'abbraccio di un genitore.

In anni di valutazioni approfondite con moltissimi pazienti, mi sono fatto delle idee piuttosto chiare su cosa renda serene le persone. Ogni mio paziente viene infatti sottoposto a un profilo psicofisiologico, ossia a una serie di test durante i quali gli vengono applicati dei sensori in grado di misurare lo stato di tensione dell'organismo, a partire dalla misurazione dell'elettrocardiogramma, dell'attività elettrica della pelle, della temperatura cutanea, del ritmo del respiro e della tensione muscolare. Questi dati permettono di comprendere con precisione se la persona è rilassata o sotto stress, ansiosa o depressa. Non accade mai di vedere la persona rilassarsi quando si parla di carriera, di soldi, di case e nemmeno di famiglia, in senso generale e teorico.

Il rilassamento in tutti, donne e uomini, giovani e vecchi, inizia quando si suscitano pensieri emotivamente più coinvolgenti, diretti e immediati: il bacio della persona amata, l'abbraccio del figlio, la sensazione di calore trasmessa dal sole su una spiaggia, l'odore di caffè che si diffonde per la casa ad annunciare l'inizio di una nuova giornata. Cose semplici, quotidiane, e per questo emotivamente molto profonde. Cose così normali che spesso ci sfuggono, occupati come siamo a pensare a progetti futuri.

Carpe diem, scrive Orazio, a sottolineare come l'uomo per essere davvero felice debba concentrare la sua attenzione e le sue azioni sul presente, sulle gioie che ci circondano in ogni istante e che noi trascuriamo perché oppressi dalle nostre ansie per il futuro. Immaginatevi allora come vorreste che fosse la vostra giornata ideale mentre io immagino la mia.

Vorrei svegliarmi pieno di energia. Vorrei sgranchirmi in piedi accanto al letto dopo aver dato un bacio a mia moglie e averle detto buongiorno con un sorriso e con una carezza. Vorrei sentire la corsa di mio figlio che si butta sul letto per abbracciarci. Vorrei sorridere alla vista dei miei capelli spettinati davanti allo specchio. Vorrei aver calcolato di avere tempo a sufficienza per fare qualche esercizio di tai-chi per iniziare bene la giornata. Vorrei sedermi a tavola pieno di fame e mangiare con la mia famiglia una buona e sana colazione mentre il caffè è sul fuoco. Vorrei uscire e incontrare qualche volto amico da salutare: il giornalaio, un vicino con cui scambiare due parole. Vorrei poter andare al lavoro a piedi e nel tragitto aiutare qualcuno: un bambino ad attraversare la strada, un anziano a scendere dall'autobus.

Vorrei lavorare bene cercando di dare sempre il massimo e facendomi piacere quello che faccio e i colleghi che ho attorno. Vorrei fare tutto con cura e con grazia, ed esserne consapevole.

Vorrei avere tempo per fare esercizio magari nella pausa pranzo e vorrei sedermi a tavola e assaporare con calma del vero cibo, pieno di colore, e sapore.

Vorrei arrivare a casa in tempo per giocare con mio figlio, godermi ogni sua risata e ogni suo abbraccio. Vorrei cenare con tutta la famiglia per raccontarci quanto è stata bella questa semplice giornata. Vorrei chiamare i miei genitori e sentire che anche per loro è stato un altro splendido giorno. Vorrei portare a letto mio figlio e leggergli una storia. Vorrei osservare ogni sua espressione mentre si addormenta e rimanere lì incantato a guardarlo nella sua assoluta dolcezza. Vorrei chiacchierare con la donna che amo, abbracciati sul divano e poi ritrovarla a letto per fare l'amore. Che bella giornata sarebbe: splendida proprio per la sua normalità.

Anni fa, in uno dei miei tanti viaggi, ero in attesa di un volo all'aeroporto Schipol di Amsterdam. L'aereo era in ritardo e io ero irritato, ma d'un tratto mi trovai di fronte a una scena che mi ha cambiato la vita. Da lontano vidi arrivare una famiglia che sembrava infinita. Oltre ai due genitori, c'era una truppa di almeno cinque o sei bambini, forse di più. Erano tutti visibilmente stanchi, con i vestiti sgualciti di chi ha viaggiato per giorni, carichi di borse e sacchetti di ogni genere. Mentre li osservavo avvicinarsi lenti al mio stesso imbarco mi chiedevo da dove venissero, quante ore di aereo avessero fatto e soprattutto dove stessero andando con il loro carico di figli, i più piccoli appesi al collo di mamma e papà. L'uomo, che non doveva avere più di 35 anni, si avvicinò a chiedere informazioni alla hostess di terra. Sentii che arrivavano dal Brasile, erano partiti da qualche città di cui non avevo colto il nome, avevano cambiato aereo a Rio de Janeiro per arrivare ad Amsterdam e da qui dovevano, come me, raggiungere l'Italia. Si trattava di un viaggio eterno, che assumeva le caratteristiche di un esodo biblico se si considera la moltitudine di bambini, i bagagli, le distanze infinite da percorrere nei vari aeroporti e le ore complessive di volo. Quando l'uomo mostrò i biglietti, la hostess responsabile dell'imbarco fece una smorfia dispiaciuta e gli spiegò che l'intera famiglia era in lista d'attesa e che siccome il volo era al completo avrebbero dovuto attendere che ci fossero dei posti liberi. Aggiunse che, trattandosi di un gruppo così numeroso, temeva che non ci sarebbe stato posto per loro nemmeno sul volo successivo. Considerata la distanza percorsa dalla famiglia, anche se la signorina era stata gentile e cordiale, era una notizia che avrebbe fatto imbestialire anche il più pacifico dei viaggiatori.

Attendevo impaziente, a pochi metri di distanza, l'esplosione d'ira dell'uomo, che ritenevo comprensibile e alla quale mi accingevo a partecipare per solidarietà e perché ero innervosito dal ritardo. Invece vidi comparire sul suo volto uno dei più dolci e sinceri sorrisi che avessi mai visto. L'uomo guardò la signorina e, in un inglese lento e cantato che tradiva la tipica cadenza brasiliana, rispose che dopo un viaggio così lungo in fondo andava bene fare una pausa.

Tornò verso la famiglia accampata sulle sedie a poca distanza, allargò le braccia e ridendo disse «*Nós temos um assento, mas não sabe quando… mas que nada!*» facendo riferimento a una vecchia canzone degli anni Sessanta. Tutti scoppiarono a ridere. Abbiamo un posto, ma non sappiamo quando. Che risposta geniale, soprattutto detta in modo così ironico.

Una grande lezione di vita, pensai, ecco come è possibile vedere sempre il bicchiere mezzo pieno. Che senso ha arrabbiarsi in queste circostanze? Cosa cambia? E così mi sentii piccolo e un po' miserabile nell'osservare la grazia con cui quella numerosa famiglia affrontava il proprio disagio. *Mas que nada*, meglio di niente. Sarebbe bene ricordarlo sempre prima di lamentarsi.

A distanza di anni, ancora oggi ogni volta che io e mia moglie (che pur essendo di Amburgo ha l'animo più brasiliano di me) percepiamo una tensione, ci raccomandiamo di essere più brasiliani!

Trasforma allora il tuo personale "vorrei" in verità, apri gli occhi per vedere quanto bella è la vita e quanta ne perdiamo ogni giorno a causa dei nostri pensieri, dei nostri dubbi, delle nostre ansie e della troppa rabbia. Se senti il tempo che passa, se hai paura dell'orologio che fa tic tac, fermati e pensa che l'unica tua salvezza è imparare a godere del presente. Perché il passato se n'è già andato, il futuro è incerto e il mondo è pieno di gioia, proprio lì vicino a te.

Parte Quinta

TIRIAMO LE SOMME

Una vera epidemia

Siamo partiti da un'esigenza diffusa: buttar giù i chili di troppo, dimagrire per restare in forma. E siamo approdati a una consapevolezza nuova: il sovrappeso non è un problema solo estetico, riguarda la salute di tutti noi, e sempre più la salute delle generazioni che verranno.

Perché una cosa è certa: quella dell'obesità e del sovrappeso è ormai un'emergenza sanitaria, a livello globale.

L'Organizzazione Mondiale della Sanità (OMS) stima che le persone in sovrappeso o obese siano oggi circa 1 miliardo e 300 milioni, contro gli 800 milioni di persone malnutrite. In altre parole, più di 1 persona su 5 è in sovrappeso e nessuna regione del pianeta è immune da questa epidemia, anche se rimangono differenze tra le diverse nazioni colpite.

Gli Stati Uniti sono al momento il paese che detiene il record peggiore. È da molti anni che gli americani stanno ingrassando, ma a partire dagli anni Ottanta c'è stata una brusca accelerazione, soprattutto dei soggetti abbondantemente in sovrappeso che sono diventati sempre più grassi, facendo degli obesi la categoria a crescita più rapida. Alcune stime parlano di oltre 12 milioni di americani con un IMC superiore a 40, quindi classificabili come obesi di classe III. Circa la metà di questi ha un IMC di oltre 50 e circa un milione raggiunge un IMC di 70! Un esercito infinito di persone che non sono solo “smisurate”, ma profondamente malate.

Oggi la proporzione di americani normopeso rispetto a quelli in sovrappeso è ai minimi storici. Perfino l’esercito inizia ad avere problemi: sono costretti a scartare il 40% delle donne e il 25% dei maschi per ragioni di peso.

Il dato più preoccupante riguarda però i bambini, una categoria in cui negli USA il sovrappeso è aumentato di 3,4 volte e l’obesità addirittura di 7,8 volte dagli anni Sessanta al 2000. Nello stesso arco temporale – e ovviamente non è un caso – c’è stata l’immensa espansione dei fast-food, della grande distribuzione alimentare sempre più gremita di prodotti industriali stracolmi di zuccheri e grassi nocivi. Un’orgia di scaffali stracolmi di bibite zuccherate, merendine, cibi precotti, cereali raffinati e infinite altre forme di alimenti ricchi di calorie e poveri di nutrienti. Erano anche gli anni del boom, del “più mangi meglio è”, anni in cui, forse anche perché la memoria di passate ristrettezze economiche e quindi alimentari era ancora viva e fresca, c’era scarsa consapevolezza riguardo agli effetti deleteri che il cibo, e il troppo cibo in particolare, può avere sull’organismo.

Incredibilmente, tuttavia, gli Stati Uniti non sono il paese con la percentuale maggiore di obesi. Ci sono altre zone del mondo dove la velocità di trasformazione dello stile di vita è stata ancora più violenta e brusca. Regioni in cui il passaggio da un’economia rurale alla variante più degradata del capitalismo moderno ha accentuato la frizione tra biologia e stile di vita, con effetti nefasti. Per esempio, oltre il 70% degli abitanti di Nauru, nel Pacifico del Sud, sono classificati come obesi e il 40% di questi è affetta da diabete tipo II, ossia quello di origine prevalentemente alimentare. Perfino in Africa, dove la fame resta uno dei principali problemi, nelle aree urbane l'obesità sta aumentando a ritmi preoccupanti. Chi infatti dalla campagna si sposta in città adotta rapidamente stili di vita ispirati al modello occidentale e di conseguenza ingrassa e si ammala. Spesso ci scordiamo che l'Africa non è fatta solo di villaggi, savana e giungla, ma anche di metropoli gigantesche, come l'area metropolitana del Cairo, con oltre 15 milioni di abitanti o Lagos, in Nigeria, con una popolazione di quasi 12 milioni, o ancora Kinshasa, in Congo, con oltre 8 milioni di residenti. Per molti abitanti delle aree rurali l'approdo in queste megalopoli è segnato da un destino crudele: dopo essere sfuggiti alla fame nei primi anni di vita, finiscono con l'ammalarsi a causa del cibo scadente e troppo abbondante, spesso associato a un abuso di alcol. La povertà rurale seguita dalla miseria metropolitana.

Intanto, in Europa, l'obesità sta raggiungendo i livelli americani. Nel Regno Unito, paese che detiene il record per il maggior numero di persone obese, la percentuale di soggetti obesi sta raggiungendo il 30% e, nel 2010, già 1 adulto su 3 poteva essere definito obeso. La Germania ha meno obesi ma in compenso ha la percentuale più alta d'Europa di persone in sovrappeso. Uno studio del 2007 della *International Association for the Study of Obesity* ha messo in evidenza come il 75,4% dei maschi tedeschi e il 58,9% delle donne siano in sovrappeso!

E in Italia? Possiamo stare tranquilli in virtù delle osannate proprietà della dieta mediterranea?

Secondo l'ISTAT, sono più di 20 milioni gli italiani che combattono con il loro peso e tra di essi anche molti bambini. Circa il 36% dei bambini di 8 anni ha problemi di peso, il 24% è in sovrappeso e il 12% obeso. E se in Italia davvero si mangia seguendo le regole della dieta mediterranea, non è chiaro come mai le regioni del Sud, quelle culturalmente più vicine al modello mediterraneo, siano anche le più grasse. In Campania, per esempio, 1 bambino su 2 ha problemi di sovrappeso, mentre in Valle d'Aosta solo 1 su 4. E deve trattarsi proprio di un problema di stile di vita e di alimentazione se perfino tra le persone del Sud che si trasferiscono stabilmente al Nord ci sono tassi più elevati di sovrappeso. Insomma, non siamo poi messi granché meglio degli altri paesi. Anzi, possiamo anche vantare tristi primati negativi. Per esempio, rispetto agli altri paesi europei, l'Italia ha un tasso di mortalità per diabete molto più elevato. Siamo anche molto più sedentari rispetto ad altri cittadini europei. Le stime indicano che il 34% degli uomini e il 46% delle donne non svolge alcuna attività fisica. E tra quelli che praticano sport, solo il 21,5% lo fa in modo continuativo. Anche per quello che riguarda la sedentarietà esistono diversi gradienti, con Trentino Alto Adige e Valle d'Aosta in testa con i livelli più elevati e continuativi di pratica sportiva, mentre le regioni del Sud risultano maggiormente sedentarie.

Al di là delle differenze tra paese e paese, o regione e regione, una cosa è certa: l'obesità e il sovrappeso sono i mali di questo secolo. Il grasso cambia la conformazione del nostro corpo, fa ammalare i nostri organi e contribuisce perfino a modificare i nostri comportamenti alimentari. Nessuna zona del mondo e nessuna popolazione è immune da questa epidemia, tantomeno gli italiani che adorano pasta, risotti, pane, pizza, dolci, vino e che si muovono molto meno di altri.

Per sfuggire alla condanna del sovrappeso non sono

di alcuna utilità né le parole rassicuranti sulle virtù salutistiche dell'alimentazione italiana, né le teorie semplicistiche e superficiali del tipo "basta mangiare meno e muoversi di più", né tantomeno le diete drastiche o alla moda che non assicurano risultati duraturi. Del resto, se vincere la guerra contro il grasso fosse così semplice, non ci troveremmo di fronte a una vera e propria epidemia di sovrappeso. E non può nemmeno essere colpa di modelli mentali errati, perché tutti vorremmo essere magri e nessuno desidera essere grasso. In uno studio di qualche anno fa, alcuni pazienti che avevano vinto la battaglia contro l'obesità dichiaravano che avrebbero preferito essere sordi, ciechi o privi di un arto, piuttosto che tornare alla stazza di un tempo.

In altre parole, se fosse semplice rimanere magri, saremmo tutti magri. E saremmo tutti più sani. Perché quello che troppi omettono è che il sovrappeso porta con sé problemi assai più seri di quelli che ci rimanda la nostra immagine allo specchio.

Senza grasso si vive più sani e più a lungo

È purtroppo un dato di fatto con il quale dobbiamo fare i conti: tutte le persone in sovrappeso hanno un rischio aumentato di ammalarsi di numerose patologie. Potremmo perfino dire che il sovrappeso e l'obesità favoriscono lo sviluppo di tutte le malattie croniche dell'età tranne l'osteoporosi, forse perché il carico maggiore che le ossa devono sostenere finisce con l'allenarle.

Sia per gli uomini sia per le donne è stato attestato un incremento lineare della mortalità con l'aumentare del grasso al di sopra dei valori normali.

MALATTIE ASSOCIATE ALL'OBESITÀ	
Diabete tipo II	*Calcoli alla cistifellea*
Ipertensione	*Apnee notturne*
Malattie cardiovascolari	*Osteoartrite*
Ictus	*Depressione*
Dislipidemie	*Cancro*
Steatosi (fegato grasso)	*Infertilità*

Il sovrappeso e l'obesità, in particolare quando associati a diabete, accelerano drasticamente il processo d'invecchiamento. Il grasso in eccesso aumenta e intensifica la severità di tutte le principali malattie croniche.

Uno dei sistemi maggiormente colpiti è quello cardiovascolare. I soggetti obesi hanno un'incidenza molto elevata di ipertensione, infarto e ictus. La pressione arteriosa, per esempio, è troppo elevata nel doppio dei casi rispetto alle persone normopeso.

Esiste poi una relazione molto stretta tra sovrappeso e diabete, e il costante incremento della glicemia tipica del diabete amplifica il rischio di malattie cardiovascolari. In poche parole, un circolo vizioso. Le malattie cardio e cerebrovascolari compromettono a loro volta le funzionalità cerebrali, predisponendo alla demenza.

Alcuni studi hanno dimostrato che l'incremento di un solo punto dell'IMC comporta un aumento del 36% del rischio di Alzheimer nelle donne. L'obesità e l'iperglicemia aumentano anche il rischio di cancro. Questo sembra essere vero soprattutto per il tumore del seno e dell'endometrio, favoriti dalla secrezione aggiuntiva di estrogeni che avviene a livello del tessuto adiposo.

Ma ci devono essere altri meccanismi alla base dell'aumentata incidenza di cancro nei soggetti obesi. Casistiche più numerose si osservano infatti anche per il tumore del colon e del rene. Non c'è dubbio che un eccesso di energia e soprattutto di zucchero fornisca alle cellule tumorali, che hanno un ritmo di replicazione elevatissimo, il carburante ideale.

Ci sono molti altri distretti del nostro organismo colpiti dal sovrappeso. Il fegato, per esempio, è l'organo più pesantemente compromesso quando si aumenta di peso, in quanto va incontro a una vera e propria trasformazione. Lo abbiamo visto parlando della steatosi: man mano che il grasso si accumula nell'organismo, finisce con infiltrare il tessuto epatico, trasformarlo e comprometterne la funzionalità. Il fegato grasso diventa in questo modo la centrale di numerose reazioni infiammatorie che giocano un ruolo determinante nelle varie condizioni patologiche dell'obeso.

Quando si ingrassa diventano anche più frequenti i problemi polmonari come le apnee notturne, i dolori articolari e l'osteoartrite, i calcoli alla cistifellea, le complicazioni nel caso siano necessari interventi chirurgici, l'infertilità e i problemi durante la gravidanza, la depressione e perfino i suicidi. Questo perché si instaurano problemi di interazione e accettazione sociale: diventa più difficile fare carriera, ci si piace meno e si piace meno agli altri.

L'obesità dunque alimenta le malattie croniche e accresce la mortalità. Per questi motivi, qualche anno fa, alcuni studiosi americani hanno pronosticato che nel XXI secolo potremmo assistere a un declino dell'aspettativa di vita. Le nuove generazioni potrebbero vivere meno e vivere peggio delle precedenti. Sarebbe la prima volta nella storia dell'umanità e la causa principale è solo una: il nostro stile di vita e la nostra alimentazione.

Sovrappeso e obesità hanno poi effetti profondi e diversi a seconda dell'età degli individui colpiti. Negli anziani complicano il quadro delle patologie legate all'età e si traducono per lo più in un trattamento farmacologico che aumenta drasticamente il costo sanitario per la loro assistenza; negli adulti degradano la salute e dissolvomo le prospettive di longevità, rendendo le persone fragili e vulnerabili; negli adolescenti e nei bambini, oltre a compromettere lo sviluppo fisico, sovrappeso e obesità influiscono negativamente sulla psiche, promuovendo l'isolamento, minando l'autostima, causando l'instaurarsi in giovane età di patologie tipiche dell'adulto e dell'anziano, come il diabete di tipo II.

È inutile nascondere la testa sotto la sabbia: questi problemi vanno affrontati. Nessuno ha la formula magica per respingere l'ondata di grasso che ci sta sommergendo, ma la cosa certa è che ciò che è stato fatto finora è ampiamente insufficiente.

Qualche anno fa Richard Horton, responsabile editoriale di una delle riviste mediche più importanti e autorevoli, «The Lancet», scriveva: «Dobbiamo agire sulla base di fatti e delle interpretazioni più accurate di essi, usando le informazioni scientifiche migliori. Ciò non significa però che dobbiamo rimanere immobili fino a quando non abbiamo evidenze al 100% certe su tutto. Quando è in ballo la salute delle persone, i rischi possono essere così alti e il costo di azioni correttive così grande, che la prevenzione è molto meglio della cura. Dobbiamo analizzare i benefici e i costi dell'intervenire e del non intervenire. E quando ci sono possibili gravi danni per la salute pubblica, dobbiamo essere preparati ad agire per ridurre quei rischi anche quando le conoscenze scientifiche non sono del tutto certe, se l'equilibrio tra costi e benefici giustifica l'intervento».

Un invito pressante, che ci suggerisce di dare ascolto alla ricerca emergente, ai nuovi dati e alle nuove interpretazioni e di abbandonare teoremi vecchi e superati, che alla prova dei fatti hanno confuso e deluso.

Perché oggi la nutrizione – pilastro fondamentale della nostra salute – continua a essere governata dalle mode, dal marketing, dalle leggi del profitto, quando gli scienziati hanno invece finalmente iniziato a comprendere gli effetti che il cibo e i nutrienti hanno sull'organismo con una profondità e un'ampiezza impensabili fino a poco tempo fa.

Ascoltare ciò che ci dicono è fondamentale.

Nutriamo i nostri geni

Siamo abituati a immaginare il dna come un codice statico, ma non è affatto così. Sono le informazioni che arrivano al nostro dna dal mondo esterno a determinare quali geni si accendono e quali si spengono. In altre parole, il codice genetico è come il circuito elettrico di una casa: offre la possibilità di avere la luce ma non decide in quale stanza l'interruttore sarà acceso e in quale spento. L'attivazione degli interruttori che determinano malattia o salute dipende in larga misura dall'ambiente che ci circonda e, in ultima istanza, dalle nostre scelte.

Le nuove frontiere della genomica applicata alla nutrizione ci dimostrano che il cibo industriale, ipercalorico e super-raffinato di cui ci nutriamo contribuisce proprio a spegnere nelle nostre cellule i geni protettivi e ad accendere quelli pericolosi. Questo cibo biologicamente inadatto a noi ha sostituito gli alimenti naturali, sia di origine vegetale sia animale, che hanno caratterizzato la nostra alimentazione per un tempo lunghissimo e ai quali il nostro genoma era perfettamente adattato. Ecco perché ci ammaliamo.

Nel luglio del 2009 sono stati pubblicati su «Science», una delle riviste scientifiche più prestigiose al mondo, i risultati di uno studio ventennale condotto su alcune scimmie, che sappiamo essere pressoché identiche all'uomo sul piano genetico. L'esperimento è talmente importante che vale la pena descriverlo nel dettaglio.

Già a partire dagli anni Trenta gli scienziati avevano intuito che la riduzione dell'introito calorico associato a un'ottimizzazione dei nutrienti era in grado di rallentare l'invecchiamento in alcuni modelli animali, come il topo. Non si trattava di un approccio ipocalorico brusco, ma di una graduale riduzione delle calorie conseguente a un miglioramento della qualità dei cibi forniti, caratterizzati da una provenienza assolutamente naturale e da un alto contenuto di nutrienti. In altre parole, l'esperimento consisteva nel passare da un'alimentazione ipercalorica e iponutriente a una ipernutriente e ipocalorica. Nella restrizione calorica (da non confondere con i semplici approcci ipocalorici di cui abbiamo lungamente parlato) non si parte infatti dall'obiettivo di ridurre le calorie *tout court*, variando il meno possibile la scelta dei cibi, ma al contrario proprio da un cambiamento sostanziale della *tipologia* dei cibi, che ha come conseguenza indiretta un ridotto introito calorico.

Nel 1989, Colman decise di avviare il suo esperimento, il cui obiettivo, molto ambizioso, era di approfondire i processi d'invecchiamento nell'essere umano. La scelta delle scimmie era dovuta non solo alla quasi assoluta identità genetica e alla condivisione con la nostra specie della stragrande maggioranza dei processi biochimici, ma anche al fatto che l'aspettativa di vita media di questi primati, che è di 30-40 anni, rendeva l'esperimento fattibile.

Sebbene fosse noto da tempo che gli animali in regime di restrizione calorica mostrassero un aspetto più giovanile, Colman voleva capire se erano davvero meno vecchi sul piano biologico e per verificarlo scelse due parametri che non lasciano spazio a dubbi: la morte e la presenza di malattie cronico-degenerative.

Lo studio iniziò con un gruppo di 30 esemplari maschi, ai quali nel 1994 furono aggiunte 30 femmine e altri 16 maschi. Le scimmie furono suddivise in gruppi da trattare con il regime di restrizione calorica e in altri senza alcun controllo nutrizionale. Le calorie furono ridotte dolcemente di un 10% al mese, arrivando al 30% in meno previsto dal protocollo di studio. Ogni animale morto veniva analizzato da un anatomopatologo non informato sul gruppo di appartenenza dell'animale.

A distanza di vent'anni i risultati hanno dell'incredibile: solo il 50% degli animali liberi di mangiare ciò che volevano era sopravvissuto, contro l'80% degli animali trattati. Ma soprattutto, nel gruppo alimentato meno e meglio erano sostanzialmente scomparsi diabete, cancro, malattie cardiovascolari e atrofia cerebrale!

Uno dei circuiti biochimici su cui la restrizione calorica interviene in modo determinante è proprio quello che lega l'uso di energia alla replicazione cellulare. In parole povere, ci rende più efficienti e mantiene la nostra macchina metabolica più sana e pulita. Molto dipende da una riduzione dei livelli di glicemia e di insulina, parametri influenzati proprio dalla natura del cibo che ingeriamo assai più che dalle calorie.

L'esito di questo esperimento conferma una verità semplice ma sorprendente: le malattie più gravi da cui siamo afflitti si possono prevenire semplicemente cambiando alimentazione.

È arrivato il momento di dare inizio a un nuovo corso.

Per essere più magri, ma soprattutto più sani.

Conclusioni

Il cibo moderno è una droga. Dopo 45 giorni di dieta a base di bacon, salsicce, torte e cioccolato, un gruppo di topi studiati presso lo *Scripps Research Institute* in Florida iniziò a sviluppare comportamenti tipici della dipendenza da droghe: mangiavano in continuazione e cercavano dosi sempre maggiori di cibo.

Lo studio, pubblicato su «Nature Neuroscience» nel 2010, indica come la risposta neurologica a un certo tipo di cibo sia assolutamente analoga a quella dei tossicodipendenti o degli alcolisti. La sensazione di piacere apportata dagli alimenti dipende, come abbiamo visto, dalla dopamina, ma quando questo neurotrasmettitore viene stimolato in eccesso, il cervello si protegge riducendo il numero di recettori e così, per avere lo stesso piacere, la persona deve aumentare la dose di sostanza stimolante. Si innesca in pratica un circolo vizioso, che porta a un rapporto compulsivo con il cibo.

Molto dipende proprio dal tipo di alimenti che scegliamo e dalla loro capacità di scardinare i circuiti cerebrali del piacere. Cibi ad alto contenuto di zuccheri, super-raffinati, ricchi di grassi malsani, sono innaturali per definizione, apportano calorie "vuote" (o sarebbe meglio dire nocive) che sollecitano in modo più diretto e profondo i neuroni della gratificazione e spingono a un consumo eccessivo e ai meccanismi tipici dell'assuefazione.

Questa è un'altra delle differenze sostanziali tra l'infinita lista di cibi artificiali che invade i negozi e le nostre vite (hamburger, patatine, bibite dolci, merendine, biscotti...) e gli alimenti naturali. 100 calorie ingerite mangiando una mela o bevendo una bibita dolcificata sono sempre 100 calorie, ma sul piano metabolico sono come il giorno e la notte. Il cibo super-raffinato entra violento nel nostro sangue e da lì arriva dritto al cervello, dove ci illude di compensare i nostri vuoti, esattamente come una droga.

Proprio mentre mi accingo a ultimare la stesura di questo libro, il governo discute dell'introduzione di una tassa sul cibo spazzatura. Chissà cosa sarà stato deciso quando leggerete queste pagine. Certo non è facile stilare una lista completa dei prodotti da inserire nella categoria,perché non si tratta solo degli alimenti venduti nei fast-food. Ce ne sono purtroppo molti altri.

Ma se i governi rendessero ufficiale che un certo tipo di cibo ci può fare molto male, come hanno fatto (anche se molto in ritardo) con il fumo, sarebbe un grande passo avanti. Se obbligassero le aziende a rispettare dei criteri nutrizionali non vecchi di cent'anni, ma aggiornati e in linea con le nuove evidenze scientifiche, tutti ne trarrebbero vantaggio. E se chi vuole a tutti i costi farsi del male fosse costretto per lo meno a pagare qualcosa in più, sarebbe altrettanto giusto, visto che la sua scelta finisce inevitabilmente per costare all'intera comunità in termini di spesa sanitaria.

Uno studio recente della scuola superiore Sant'Anna di Pisa ha stimato che ci sono in Italia circa 5 milioni di obesi e che il costo sociale annuo arriva a toccare gli 8,3 miliardi di euro, pari al 6,7% della spesa pubblica. Infarto, diabete, cure psicologiche costano e incidono pesantemente sul bilancio di uno stato in difficoltà.

Così a San Francisco sono stati vietati i pasti per bambini con la sorpresa giocattolo, a New York è stata imposta una tassa sulle bibite, in Francia si studia una tassa su cibi dolci, grassi e salati e un abbassamento dell'IVA su frutta e verdura, in Inghilterra si vietano le pubblicità delle merendine in televisione e sui giornali. È iniziata una rivoluzione che porterà sempre più persone nella giusta direzione, anche in Italia.

Ma in attesa di interventi legislativi, e al fine di accelerare il più possibile i tempi di questa rivoluzione, dobbiamo tutti contribuire a una personale trasformazione culturale che punti a ricreare un giusto rapporto tra noi e il cibo. Non può venire nulla di buono da una società che butta nella spazzatura 440.000 tonnellate di "avanzi" solo durante il periodo natalizio. Uno spreco di 1,3 miliardi di euro ai quali va ad aggiungersi la mole di cibo ingerito in eccesso, che contribuisce solo a farci iniziare l'anno nuovo con dei chili in più. Alla faccia della crisi economica!

E per portare questa rivoluzione personale e culturale a compimento, prima di concludere la lettura di questo libro, riassumiamo e memorizziamo quali sono le vere cause dell'aumento di peso che colpisce così tante persone.

Al primo posto mettiamo la nostra naturale tendenza a mangiare troppo, perché ci siamo evoluti in un mondo di scarsità, in cui il cibo era raro e incamerare grasso poteva essere utile a sopravvivere. A ciò si aggiunge l'effetto dell'ambiente obesogenico, ricco di alimenti inutili, dannosi dal punto di vista nutrigenomico e capaci di causare assuefazione. Un ambiente che ci induce alla sedentarietà, che stimola tramite la pubblicità nuove, insensate esigenze alimentari e ci diseduca nel rapporto con il cibo. Infine, siamo vittime di una naturale labilità dei nostri centri cerebrali di regolazione del piacere di fronte a un certo tipo di alimenti che sono oggi onnipresenti e che un tempo erano inesistenti e che possono comportare meccanismi di assuefazione e comportamenti compulsivi.

Non potremo mai intervenire né sulla nostra naturale attrazione verso il cibo né tantomeno sulle caratteristiche dei nostri circuiti neurologici (a meno di non volerci illudere nell'attesa che arrivi a salvarci un miracoloso farmaco). Non ci resta allora altra soluzione che trasformare l'ambiente obesogenico, passo dopo passo, in un ambiente salutare, in grado di offrirci sempre più opportunità di benessere e sempre meno cause di sovrappeso e malattie.

Sarà una strada lunga e tortuosa, visto il grado di "devastazione" che abbiamo prodotto, ma sono convinto che ce la faremo. Sono sicuro che scienza e tecnologia ci aiuteranno e che l'uomo, a lungo andare, riuscirà a ristabilire la corretta armonia con il proprio ambiente.

Ti sarà capitato qualche volta di tirare una monetina per superare un momento di indecisione. Che esca testa o croce, non si riceve in realtà alcuna risposta, perché già nell'istante in cui la monetina inizia a ruotare in aria, di colpo scopriamo qual è il nostro desiderio e cosa dobbiamo fare. Spero che la lettura di questo libro abbia lo stesso effetto del lancio di una monetina. Come la monetina ruota, così scorrono le pagine nelle tue mani, una dopo l'altra, e cresce in te la consapevolezza e la certezza di ciò che è giusto fare.

Ora le pagine sono finite. La monetina è atterrata nella tua mano.

Chiudi il libro e cambia vita.

Appendice

ALTRE GUSTOSE RICETTE PER IL TUO MENU SETTIMANALE

PASTA, RISO E ALTRI CEREALI

Spaghetti integrali con ragù di scarola

Ingredienti per una persona

- 60-70 g di spaghetti integrali di farro
- 150 g di scarola tagliata a julienne
- 50-60 ml di salsa di pomodoro
- 1 scalogno tritato
- 1 spicchio d'aglio
- 1 cucchiaino di olio extravergine d'oliva
- Un pizzico di sale marino integrale
- Peperoncino fresco a piacere
- Alcune foglioline di basilico per decorare

■ In una padella antiaderente soffriggete lo scalogno, l'aglio e il peperoncino in un cucchiaino d'olio, unite la scarola e lasciate insaporire per un paio di minuti. Versate la salsa di pomodoro e cuocete per 5-10 minuti.

■ Nel frattempo portate a ebollizione l'acqua, regolate di sale e cuocete la pasta al dente come indicato sulla confezione. Condite la pasta con il sugo, profumate con il basilico e servite.

Cavatelli con finocchi, cipolle rosse e semi di girasole

Ingredienti per una persona

- 60-70 g di cavatelli integrali
- 100 g di finocchi affettati finemente
- 1 cipolla rossa affettata finemente
- 1 cucchiaio di semi di girasole
- 1/2 cucchiaino di curry oppure 1 cucchiaino di curcuma
- 1 cucchiaino d'olio extravergine d'oliva
- Un pizzico di sale marino integrale

■ In una padella antiaderente rosolate dolcemente la cipolla nell'olio, unite i finocchi, mescolate e portate a cottura irrorando con acqua tiepida (o brodo vegetale biologico) se necessario.
■ Nel frattempo cuocete la pasta al dente, scolatela e fatela saltare con il sugo.
■ A fuoco spento, aggiungete i semi di girasole, regolate di sale, aromatizzate con il curry (o la curcuma) e servite.

Riso selvatico mantecato ai porri con mele croccanti

Ingredienti per una persona

- 60 g di riso selvatico
- 2 porri affettati
- 1/2 mela verde biologica non sbucciata
- 150 ml di vino bianco frizzante
- 1 cucchiaino di olio di noci
- 2 cucchiaini di farina di mandorle
- 1 foglia d'alloro
- Un pizzico di sale marino integrale
- Brodo vegetale biologico (sgrassato e privo di glutammato monosodico) q.b.

■ In un tegame per risotti (con doppio fondo) tostate a fiamma media il riso nell'olio di noci per 1-2 minuti. Versate il vino e lasciate sfumare. Abbassate la fiamma e portate a cottura irrorando con il brodo caldo.

■ Cuocete a vapore i porri con la foglia d'alloro e frullateli (eliminate l'alloro) nel mixer con un po' di acqua di cottura. Dovete ottenere una salsa cremosa. Aggiungetela al riso un paio di minuti prima del termine della cottura, amalgamando bene, coprite con un coperchio e lasciate mantecare.

■ Adagiate le fettine di mela in una teglia rivestita con carta-forno, cospargetele con la farina di mandorle e trasferite sotto il grill del forno fino a quando la superficie inizia a dorare.

■ Versate il riso nel piatto, decorate con le fettine di mela e servite subito.

Lasagne di farro con verdure, ragù di totani e besciamella vegetale

Ingredienti per una persona

- 70 g di sfoglia biologica di farro per lasagne
- 100 g di totani freschi puliti e tagliati a tocchetti
- 3-4 cucchiai di salsa di pomodoro
- 1 carota piccola tagliata a dadini
- 1 zucchina tagliata a dadini
- 2 cucchiai di peperone tagliato a dadini
- 1 scalogno tritato
- 1 cucchiaio di sedano affettato finemente
- 3 cucchiai di besciamella vegetale
- Un pizzico di peperoncino
- 1 cucchiaino d'olio extravergine d'oliva
- Un pizzico di sale marino integrale
- Alcune foglioline di maggiorana e di timo
- Semi di sesamo e di zucca per decorare

■ In una padella antiaderente soffriggete lo scalogno nell'olio, unite i totani e lasciate insaporire per un paio di minuti a fiamma media. Abbassate il fuoco, versate la salsa di pomodoro, profumate con il peperoncino, mescolate e lasciate cuocere per 5-6 minuti.

■ Nel frattempo cuocete le verdure a vapore (devono rimanere croccanti). Mettetele in una terrina e mescolatele con la besciamella vegetale e le erbe aromatiche.
■ Per la sfoglia seguite le istruzioni indicate sulla confezione (alcuni tipi richiedono una cottura in acqua, altri invece possono essere messi direttamente in forno).
■ Dividetela in due parti così da poter fare due stati.
■ In una piccola pirofila leggermente oliata disponete uno strato di sfoglia, uno di totani, un altro di sfoglia e uno di besciamella e verdure. Decorate con i semi di sesamo e di zucca e infornate per 10-15 minuti a 140 °C. Servite ben caldo.

Tris di riso integrale con julienne di barbabietole

Ingredienti per una persona

- 60 g di riso integrale misto (classico, basmati, thailandese)
- 1 piccola carota tagliata a dadini
- 2 cucchiai di polpa di zucca cotta a vapore
- 2 cucchiai di radicchio tagliato a julienne
- 2-3 cucchiai di barbabietole cotte tagliate a julienne
- 1 cucchiaino di olio extravergine d'oliva
- 1 cucchiaino di curcuma
- Un pizzico di sale marino integrale

■ Portate l'acqua a ebollizione e cuocete i tre tipi di riso seguendo le indicazioni delle confezioni.
■ Scolatelo, condite con l'olio e la curcuma, regolate di sale e dividetelo in tre parti. In una aggiungete la carota, nell'altra la polpa di zucca e nella terza il radicchio.
■ Trasferite nel piatto, decorate con la julienne di barbabietole e servite.

LE ZUPPE

Zuppa di cavolfiore, sedano e seitan affumicato

Ingredienti per una persona

- 150 g di cavolfiore
- 2 gambi di sedano affettati finemente
- 1 porro affettato finemente
- 50 g di seitan affumicato tagliato a dadini
- 100 ml di bevanda d'avena
- 150-200 ml di acqua
- 1 cucchiaino di olio di sesamo oppure extravergine d'oliva
- Un pizzico di sale marino integrale

■ Pulite il cavolfiore, tagliatelo in piccoli pezzi e mettetelo in un tegame di terracotta con il porro e il sedano. Versate la bevanda d'avena e l'acqua e portate a ebollizione a fiamma media. Abbassate il fuoco, regolate di sale, coprite con un coperchio e cuocete per 30 minuti circa.

■ Frullate con il frullatore a immersione oppure passate nel passaverdura.

■ Versate la zuppa nel piatto, unite il seitan, irrorate con l'olio e servite.

Vellutata di spinaci e ortica con quinoa

Ingredienti per una persona

- 150 g di spinaci
- 100 g di ortiche
- 50 g di quinoa
- 1 gambo di sedano affettato
- 1 carota piccola affettata
- 3 cucchiai di ricotta fresca, oppure di panna vegetale
- 250-300 ml di acqua
- 1 cucchiaino di olio extravergine d'oliva
- Un pizzico di sale marino integrale
- Mix di pepe in grani macinato fresco a piacere

■ Lavate gli spinaci e le ortiche e trasferiteli in un tegame di terracotta insieme al sedano e alla carota. Versate l'acqua e portate a ebollizione a fiamma media. Abbassate il fuoco, regolate di sale, coprite con un coperchio e cuocete per 20 minuti circa. Aggiungete la ricotta (o la panna vegetale), mescolate e cuocete per 5-6 minuti. Frullate con il frullatore a immersione oppure passate nel passaverdura. Tenete in caldo.
■ Sciacquate la quinoa sotto il getto dell'acqua fredda e cuocetela in acqua bollente come indicato sulla confezione. Scolatela e unitela alla zuppa.
■ Versate la zuppa nel piatto, irrorate con l'olio, aromatizzate con il pepe e servite.

LE VERDURE

Piccoli sformati di topinambur con salsa tiepida di zucca e pere

Ingredienti per una persona

Per gli sformati

- 200 g di topinambur cotti a vapore
- 2 albumi
- 1 cucchiaino di dragoncello essiccato
- Un pizzico di paprika in polvere
- Un pizzico di sale marino integrale
- 1 cucchiaio di lievito in scaglie (facoltativo)

Per la salsa

- 150 g di polpa di zucca cotta a vapore
- 1/2 pera biologica, non sbucciata e tagliata a dadini
- 2-3 cucchiai di bevanda di riso
- 1 cucchiaino di olio extravergine d'oliva
- 1/2 cucchiaino di coriandolo in polvere
- 1 cucchiaino di semi di papavero
- Un pizzico di sale marino integrale

■ Mettete nel mixer i topinambur e frullateli. Trasferite il composto in una terrina capiente, unite la paprika, il dragoncello e gli albumi montati a neve. Mescolate con delicatezza, regolate di sale e riempite due piccoli stampini leggermente oliati. Informate a 140 °C per 15 minuti circa. Alcuni minuti prima del termine della cottura, estraete gli stampini, cospargete la superficie con il lievito in scaglie e infornate nuovamente.

■ Nel frattempo preparate la salsa: mettete nel mixer la polpa di zucca con la bevanda di riso, l'olio, il coriandolo e un pizzico di sale. Frullate e scaldate leggermente la salsa a bagnomaria.

■ Adagiate gli sformati al centro del piatto, ai lati distribuite la salsa con i dadini di pera e i semi di papavero. Servite subito.

Tris di verdure al cartoccio (zucchine, pomodori e fagiolini) con aneto e pinoli

Ingredienti per una persona

- 1-2 zucchine
- 1-2 pomodori
- 150 g di fagiolini, puliti e cotti a vapore (al dente)
- 1-2 cucchiaini di aneto essiccato, oppure 1 cucchiaio di aneto fresco tritato
- 1-2 cucchiaini di olio extravergine d'oliva
- Un pizzico di sale marino integrale
- Alcuni pinoli per decorare
- 1/2 bicchiere di vino rosso o di birra artigianale

■ Tagliatele le verdure in piccoli pezzi.

■ Versate mezzo bicchiere di vino rosso (o di birra artigianale) in una ciotola e immergetevi un foglio di cartaforno. Bagnatelo per bene, strizzatelo e stendetelo sulla teglia da forno. Adagiatevi le verdure, aromatizzate con l'aneto, regolate di sale e mescolate.

■ Chiudete il cartoccio e infornate a 140 °C per 10 minuti circa. Aprite il cartoccio, irrorate con l'olio, decorate con i pinoli, richiudete il cartoccio e servite.

Broccoli piccanti alle mandorle

Ingredienti per una persona

- 200 g di cimette di broccoli
- 1 cucchiaio di mandorle tritate grossolanamente
- 1 cucchiaino di olio extravergine d'oliva
- 1 spicchio d'aglio
- Peperoncino macinato a piacere
- Un pizzico di sale marino integrale
- Brodo vegetale biologico (sgrassato e privo di glutammato monosodico) q.b.

■ Imbiondite a fuoco basso l'aglio nell'olio, aggiungete le mandorle e il peperoncino e mescolate.
■ Unite le cimette di broccoli e lasciate insaporire per pochi minuti. Portate a cottura bagnando con il brodo vegetale. Regolate di sale e servite subito.

Insalata di spinaci novelli con germogli di alfa-alfa e zenzero

Ingredienti per una persona

- 150 g di spinaci novelli
- 150 g di germogli di alfa-alfa
- 1 cucchiaio di zenzero fresco grattugiato
- 1 carota pulita e tagliata a julienne
- 1 cucchiaio di olio extravergine d'oliva
- Un pizzico di sale marino integrale

■ In una ciotola mescolate l'olio con lo zenzero e un pizzico di sale, coprite con un telo da cucina e lasciate riposare per 20 minuti.
■ Nel frattempo lavate gli spinaci, asciugateli con un telo di cotone cercando di non danneggiare le foglie e adagiateli nel piatto. Disponete al centro i germogli di alfa-alfa e la carota tagliata a julienne. Condite con il composto di olio e zenzero e servite.

Taccole e cipollotti con crema di ortiche e sesamo nero

Ingredienti per una persona

- 150 g di taccole cotte a vapore
- 1-2 cipollotti affettati finemente
- 200 g di ortiche
- 2 cucchiai di ricotta fresca biologica, oppure di panna vegetale
- 2 cucchiaini di sesamo nero
- 1-2 cucchiaini di olio di sesamo
- Un pizzico di sale marino integrale

■ Portate a ebollizione una pentola di acqua con un pizzico di sale. Immergete le foglie d'ortica per un paio di minuti. Scolatele, raffreddatele rapidamente sotto il getto dell'acqua, lasciatele sgocciolare bene e asciugatele con un telo da cucina. Mettetele nel frullatore con la ricotta (o la panna vegetale) e passatele. Trasferite la crema in una ciotola, decorate con i semi di sesamo nero e coprite con il telo da cucina.

■ Tagliate le taccole in piccoli pezzi e adagiateli nel piatto con i cipollotti affettati. Irrorate le verdure con l'olio di sesamo e servitele con la crema di ortiche.

Macedonia di cetrioli, pomodorini e olive nere con feta e sesamo nero

Ingredienti per una persona

- 1 cetriolo piccolo tagliato a dadini
- 8 pomodori ciliegini tagliati a metà
- 5 olive nere tritate
- 2 cucchiai di feta sbriciolata
- 1 cucchiaino di olio di sesamo
- Pepe bianco macinato fresco a piacere
- Alcuni semi di zucca per decorare

■ Preparate la macedonia unendo i cetrioli con i pomodori ciliegini. Mescolate e trasferite in una ciotola.

■ Aggiungete la feta e le olive nere, profumate con il pepe e decorate con i semi di zucca.

■ Irrorate con l'olio di sesamo e servite.

I LEGUMI

Polpette di azuki alla curcuma

Ingredienti per una persona

- 80 g di fagioli azuki cotti
- 2 cucchiai di tofu vellutato oppure di ricotta fresca biologica
- 1 cucchiaino di curcuma
- 1 cucchiaino di olio extravergine d'oliva
- Un pizzico di sale marino integrale
- 1 cucchiaino di maggiorana essiccata, oppure alcune foglioline di maggiorana fresca
- Farina di mandorle q.b.

■ Passate i fagioli nel passaverdura e mescolateli con il tofu (o la ricotta), la curcuma, l'olio e un pizzico di sale. Alla fine dovete ottenere un composto morbido e omogeneo.

■ Prelevate piccole porzioni di impasto e formate alcune polpette di piccole dimensioni.

■ Mescolate la farina di mandorle con la maggiorana e passatevi le palline. Adagiatele nel piatto e lasciatele riposare in frigorifero per circa un'ora. Prima di servirle, tenetele a temperatura ambiente per 30 minuti.

Coppette di piselli freschi, fragole e barba di frate all'agrodolce di mela

Ingredienti per una persona

- 100 g di piselli freschi sgranati
- 80 g di barba di frate
- 1 rametto di timo
- 1-2 cucchiaini di condimento agrodolce di mela
- 4-5 fragole biologiche
- 2 cucchiaini di olio extravergine d'oliva
- Un pizzico di sale marino integrale

■ Cuocete a vapore per pochi minuti i piselli.
■ Pulite la barba di frate e scottatela per 5 minuti in acqua bollente con un pizzico di sale. Scolatela, lasciatela intiepidire e tagliatela a pezzetti.
■ Pulite le fragole e tagliatele a dadini.
■ In una ciotola mescolate l'olio con le foglioline di timo.
■ Prendete due piccole coppette e alternate uno strato di piselli, uno di fragole, uno di barba di frate e terminate con alcuni dadini di fragola. Irrorate con l'olio profumato al timo e con l'agrodolce di mela. Servite subito.

Fantasia di lenticchie rosse e nere su letto di radicchio delicatamente gratinato

Ingredienti per una persona

- 50 g di lenticchie rosse
- 50 g di lenticchie nere
- 150 g di radicchio rosso
- 1 cucchiaio di pane integrale raffermo grattugiato
- 2 cucchiaini di semi di sesamo
- 1 cucchiaino di olio di noci
- 1 cucchiaino di olio extravergine d'oliva
- 2 foglie di salvia
- 1 cipolla piccola
- 1 carota piccola
- 1 gambo di sedano
- Un pizzico di sale marino integrale
- Noci tritate per decorare

■ Pulite e dividete a metà la cipolla, la carota e il sedano.
■ Cuocete separatamente le lenticchie in acqua con le verdure e le foglie di salvia.
■ Mescolate il pangrattato con l'olio di noci e il sesamo.
■ Lavate il radicchio e adagiatelo in una teglia rivestita con carta-forno. Cospargete la superficie con il composto di pangrattato e sesamo e infornate a 160-180 °C fino a quando avrà assunto un colore leggermente dorato. Tenete in caldo.
■ Scolate separatamente le lenticchie e conditele con il cucchiaino d'olio.
■ Trasferite il radicchio al centro del piatto, adagiatevi le lenticchie rosse e nere (creando una coreografia), decorate con le noci e servite.

IL PESCE

Involtini di cavolo nero e acciughe con salsa di cardi al coriandolo (con farro in chicchi)

Ingredienti per una persona

- 3 larghe foglie di cavolo nero
- 12 acciughe fresche pulite
- 2 carote cotte a vapore e tagliate a fettine sottili
- 1 cucchiaio di semi di zucca
- 100 g di cardi cotti
- 1 cucchiaino di coriandolo in polvere
- 2 cucchiaini di olio extravergine d'oliva
- Un pizzico di sale marino integrale
- Alcune bacche di pepe bianco
- Brodo vegetale biologico (sgrassato e privo di glutammato monosodico) q.b.

- Accompagnate con 50-60 g di farro in chicchi cotto

■ Portate a ebollizione una pentola di acqua con un pizzico di sale. Immergete per un minuto le foglie di cavolo nero. Scolatele, lasciatele sgocciolare bene e adagiatele sul piano di lavoro.

■ Distribuite le acciughe sulle foglie di cavolo, unite le fettine di carote e i semi di zucca, irrorate con un cucchiaino di olio, chiudete le foglie a involtino e adagiatele su una teglia rivestita con carta-forno. Infornate a 140-160 °C per 10-15 minuti, irrorando con brodo vegetale.

■ Per preparare la salsa, mettete i cardi nel mixer con 3 o 4 cucchiai di brodo vegetale e il coriandolo e frullate.

■ Servite gli involtini di acciughe con la salsa di cardi decorata con le bacche di pepe bianco.

■ Accompagnate con il farro condito con un cucchiaino di olio extravergine e profumato con alcune bacche di pepe bianco.

Merluzzo marinato al brachetto con sedano rapa caramellato all'aceto balsamico (con segale in chicchi)

Ingredienti per una persona

- Un trancio di merluzzo di circa 150 g
- 1 sedano rapa
- 150-200 ml di brachetto
- Alcune bacche di ginepro
- 2 cucchiaini di aceto balsamico
- 2 cucchiaini di olio extravergine d'oliva
- 1 cucchiaio di semi di girasole
- Un pizzico di sale marino integrale

- Accompagnate con 60 g di segale in chicchi cotta

■ Adagiate il merluzzo in una terrina, irrorate con il brachetto, profumate con il ginepro, coprite con un telo di cotone e lascate riposare in frigorifero per 2 ore.

■ Pulite il sedano rapa, tagliatelo a dadini e cuocetelo in una padella antiaderente irrorando di tanto in tanto con acqua tiepida. Pochi minuti prima del termine della cottura, versate l'aceto balsamico e lasciate caramellare a fiamma vivace. Spegnete il fuoco, regolate di sale e tenete in caldo.

■ Cuocete il merluzzo in un tegame, irrorandolo con la marinata.
■ Adagiate il pesce nel piatto, unite il sedano rapa e condite con un cucchiaino di olio.
■ Mettete la segale in una ciotola e condite con un cucchiaino di olio e i semi di girasole.

Orata al vapore di nebbiolo con crudité di arance, rucola e semi di lino (con grano saraceno in chicchi)

Ingredienti per una persona

- 1 orata piccola
- 200 ml di nebbiolo
- 1-2 chiodi di garofano
- 1 gambo di sedano
- 1 cipolla bianca piccola
- 1 arancia
- 80 g di rucola pulita
- 2 cucchiaini di semi di lino
- 2 cucchiaini di olio extravergine d'oliva
- Un pizzico di sale marino integrale

- Accompagnate con 60 g di grano saraceno in chicchi cotto

■ Pulite l'orata e adagiatela nel cestello della pentola a pressione. Versate il vino, profumate con i chiodi di garofano, unite il gambo di sedano tagliato a pezzi e la cipolla divisa a metà. Chiudete e cuocete per 15-20 minuti (se non possedete la pentola a pressione potete usare un tegame a bordi alti. In questo caso raddoppiate i tempi di cottura). Tenete in caldo.
■ Sbucciate l'arancia e tagliatela a fettine. Trasferitele nel piatto, unite la rucola spezzettata e i semi di lino, condite con un cucchiaino di olio extravergine e un pizzico di sale.

■ Servite il pesce con il grano saraceno condito con un cucchiaino di olio extravergine. Accompagnate con la crudité di arance e rucola.

Bocconcini di branzino con salsa di asparagi all'erba cipollina (con riso thailandese)

Ingredienti per una persona

- 150 g di filetti di branzino tagliati a pezzetti
- 200 g di asparagi cotti a vapore
- 1 spicchio d'aglio
- 1 cucchiaino di prezzemolo fresco tritato
- 1 cucchiaio (scarso) di erba cipollina fresca tritata
- 2 cucchiaini di olio extravergine d'oliva
- 1 cucchiaino di olio di noci
- 1 cucchiaino (scarso) di curcuma
- Brodo vegetale biologico (sgrassato e privo di glutammato monosodico) q.b.

- Accompagnate con 50-60 g di riso thailandese cotto

■ Soffriggete dolcemente l'aglio in un cucchiaino d'olio, unite il branzino e lasciate insaporire per pochi minuti, mescolando con un cucchiaio di legno.
■ Cuocete per 15 minuti circa bagnando con brodo vegetale. A fuoco spento, profumate con il prezzemolo e tenete in caldo.
■ Mettete nel mixer gli asparagi con la curcuma e 3-4 cucchiai di brodo vegetale caldo. Frullate e condite con un cucchiaino di olio extravergine. Trasferite la salsa in una ciotola e aggiungete l'erba cipollina.
■ Insaporite il riso con l'olio di noci.
■ Servite il pesce con la salsa e il riso thailandese.

Branzino al sale dell'Himalaya con verdure croccanti in salsa di soia e zenzero grattugiato

Ingredienti per una persona

- Un piccolo branzino fresco
- 250-300 g di verdure di stagione tagliate a dadini
- 2 cucchiaini di olio extravergine d'oliva
- 1 cucchiaino di salsa di soia
- 1-2 cucchiaini di zenzero fresco grattugiato
- Sale grosso dell'Himalaya

■ Adagiate il branzino in una teglia rivestita con carta forno, copritelo completamente con il sale e infornatelo a 180-200 °C per 25-30 minuti.

■ Nel frattempo rosolate lo zenzero nell'olio, unite le verdure e la salsa di soia e cuocete a fuoco dolce per 10 minuti circa, irrorando con acqua se necessario (lasciate un po' di fondo di cottura).

■ Togliete bene il sale dal branzino, eliminate la pelle e le lische e adagiate i filetti nel piatto. Unite le verdure, irrorate con il loro fondo di cottura e servite.

CARNE BIANCA

Strudel di pollo, porri e nocciole

Ingredienti per una persona

Per l'impasto

- 70-75 g di farina bianca di farro
- 35-40 ml di acqua tiepida
- 1 cucchiaino d'olio extravergine d'oliva
- 1 albume
- 1/2 cucchiaino di aceto di mele
- Un pizzico di sale marino integrale

Per il ripieno

- 100 g di carne di pollo sgrassata e senza pelle
- 1-2 porri affettati finemente
- 1 cucchiaio di nocciole tritate
- Curcuma q.b.
- 1 cucchiaino d'olio extravergine d'oliva
- Un pizzico di sale marino integrale

■ Preparate l'impasto per lo strudel: setacciate la farina sul piano di lavoro, disponetela a fontana, praticate un foro al centro e versate lentamente l'acqua mescolata con l'aceto e il sale. Dovete ottenere un composto liscio e omogeneo. Coprite l'impasto con un telo di cotone e lasciate riposare a temperatura ambiente per 30 minuti circa.

■ Preparate il ripieno. Cuocete a vapore il pollo, lasciatelo intiepidire e tagliatelo in piccoli pezzi. Soffriggete i porri nell'olio a fiamma media, versate 2 cucchiai di acqua tiepida in cui avete stemperato un cucchiaino scarso di curcuma, mescolate, abbassate la fiamma e cuocete per qualche minuto. Unite il pollo e lasciate insaporire per un paio di minuti (assicuratevi che rimanga il fondo di cottura). Spegnete il fuoco, aggiungete le nocciole e mescolate.

■ Stendete sottile la pasta dello strudel, distribuite il ripieno al centro, spennellate i bordi con l'albume sbattuto, arrotolate la pasta, sigillate i bordi, spennellate ancora la superficie con l'albume e adagiate lo strudel sulla teglia rivestita con carta-forno. Infornate per 15 minuti circa a 140-160 °C. Lasciate intiepidire e servite.

Cosciotto di tacchino marinato al timo e pepe rosa (con riso basmati)

Ingredienti per una persona

- 1 cosciotto piccolo di tacchino senza pelle
- 200 ml di succo di mela biologico senza zucchero
- 1 cucchiaio di brandy
- 1-2 rametti di timo
- 2 cucchiaini d'olio extravergine d'oliva
- Un pizzico di sale marino integrale
- Alcune bacche di pepe rosa

- Accompagnate con 60 g di riso basmati cotto

■ Adagiate il cosciotto in una terrina, versate il succo di mela e il brandy, profumate con il timo e le bacche di pepe rosa, mescolate, coprite con un telo di cotone e lasciate riposare in frigorifero per 6 ore.

■ Preriscaldate il forno a 180 °C.
■ Trasferite il cosciotto in una pirofila leggermente oliata, irrorate con la marinata e infornate. Portate a cottura bagnando la carne con la marinata.
■ Mettete il cosciotto nel piatto, irroratelo con il fondo di cottura e un cucchiaino d'olio.
■ Condite il riso basmati con un cucchiaino d'olio e servitelo con il cosciotto di tacchino.

Petto di pollo al miso con insalata di lattuga, ravanelli e tarassaco (con miglio tostato)

Ingredienti per una persona

- 120 g di petto di pollo
- 60 g di miglio
- 100 g di lattuga
- 1 spicchio d'aglio
- 2-3 ravanelli
- 50-60 g di tarassaco
- 1/2 cucchiaino di miso
- 2 cucchiaini d'olio extravergine d'oliva
- Un pizzico di sale marino integrale

■ In una larga padella antiaderente tostate il miglio per pochi minuti. Portate a ebollizione una pentola di acqua e cuocetelo per 15-20 minuti. Scolatelo, sgranatelo con una forchetta e tenete in caldo.
■ Tagliate il petto di pollo in piccoli pezzi e fatelo rosolare a fiamma media con un cucchiaino d'olio e lo spicchio d'aglio. Abbassate la fiamma e portate a cottura, bagnando con acqua tiepida, se necessario.
■ Lavate le verdure e asciugatele. Tagliate la lattuga a julienne, spezzettate il tarassaco e affettate i ravanelli. Disponete le verdure nel piatto e condite con un cucchiaino d'olio e un pizzico di sale.

■ Stemperate il miso in 2 cucchiai di acqua tiepida e aggiungetelo, a fuoco spento, al fondo di cottura del pollo, amalgamando bene.
■ Servite il pollo con il miglio e l'insalata.

Fagottini di tacchino con scarola stufata al rum (con avena in chicchi)

Ingredienti per una persona

- 120 g di fesa di tacchino tagliata a dadini
- 200 g di scarola
- 1 cucchiaio di rum
- 1 cucchiaino d'olio extravergine d'oliva
- 1 cucchiaino d'olio di sesamo
- Un pizzico di sale marino integrale
- Semi di sesamo per decorare
- 1/2 bicchiere di vino rosso o di birra artigianale
- Accompagnate con 50-60 g di avena in chicchi cotta

■ Prendete un foglio di carta forno, immergetelo in mezzo bicchiere di vino rosso oppure di birra artigianale, strizzatelo e stendetelo sul piano di lavoro. Mettete al centro la fesa di tacchino, condite con l'olio di sesamo e un pizzico di sale, mescolate, versate 1-2 cucchiai di acqua tiepida e chiudete il cartoccio con uno spago da cucina formando un fagottino. Infornate a 140 °C per 10-15 minuti.
■ Nel frattempo lavate la scarola e rosolatela a fiamma media nell'olio extravergine. Versate il rum e abbassate la fiamma. Lasciate insaporire per un paio di minuti.
■ Trasferite nel piatto e decorate con i semi di sesamo.
■ Servite il fagottino di tacchino con l'avena e la scarola.

Straccetti di pollo con salsa di funghi allo zafferano su letto di indivia belga (con grano tenero in chicchi)

Ingredienti per una persona

- 120 g di petto di pollo tagliato a striscioline
- 150 g di funghi freschi
- 1 cipolla bianca affettata finemente
- 1 scalogno tritato
- 50 ml di vino bianco secco
- Alcuni stigmi di zafferano
- 4 foglie di indivia belga lavate e asciugate
- 1 rametto di rosmarino
- 1 foglia d'alloro
- 2 cucchiaini d'olio extravergine d'oliva
- Un pizzico di sale marino integrale
- Alcune mandorle per decorare

- Accompagnate con 50-60 g di grano tenero in chicchi cotto

■ Rosolate la cipolla in un cucchiaino d'olio e 2 cucchiai di vino bianco, unite il pollo e il rosmarino e lasciate insaporire per pochi minuti a fiamma media. Abbassate il fuoco e portate a cottura bagnando con acqua tiepida se necessario.

■ Pulite i funghi e tagliateli in piccoli pezzi.

■ Soffriggete lo scalogno in un cucchiaino d'olio, aggiungete i funghi e lasciate insaporire a fuoco dolce. Versate il vino, aromatizzate con l'alloro e cuocete per 5-10 minuti senza consumare tutto il liquido di cottura (se necessario aggiungete un po' d'acqua).

■ Trasferite i funghi nel mixer, regolate di sale, profumate con gli stigmi di zafferano stemperati in 1-2 cucchiai di acqua tiepida e frullate. Dovete ottenere una salsa leggermente cremosa.

■ Disponete le foglie di indivia nel piatto, adagiatevi il pollo e il grano in chicchi, distribuite la salsa di funghi, decorate con qualche mandorla e servite.

CARNE ROSSA

Dadini di manzo con bulgur, pomodorini e cetrioli all'origano

Ingredienti per una persona

- 100-120 g di carne magra di manzo tagliata a dadini
- 60 g di bulgur
- 100 g di pomodorini
- 1 piccolo cetriolo affettato finemente
- 50 ml di porto
- 1 cucchiaio di cipolla, sedano e carota tritati
- 1 cucchiaino di olio di sesamo
- 1 cucchiaino d'olio extravergine d'oliva
- Origano fresco q.b.

■ Lavate i pomodorini e tagliateli a metà. Disponeteli in un piatto insieme ai cetrioli, condite con l'olio extravergine e profumate con l'origano. Lasciate riposare a temperatura ambiente.

■ Soffriggete il trito di verdure nell'olio di sesamo, unite la carne e lasciare insaporire per un paio di minuti. Versate il porto, mescolate e portate a cottura a fiamma dolce.

■ Cuocete il bulgur come indicato sulla confezione.

■ Servite il bulgur e il manzo irrorati con il fondo di cottura. Accompagnate con l'insalata di pomodorini e cetrioli.

Roast beef con salsa vegetale ai semi di papavero e insalata di cavolo cappuccio e melograno

Ingredienti per una persona

- 100-120 g di roast beef
- 100 g di cavolo cappuccio tagliato a julienne
- 2 cucchiai di polpa di zucca cotta
- 1 carota cotta
- 1 cipolla bianca piccola cotta a vapore
- 1 cucchiaio di sedano affettato finemente
- 2 cucchiaini di semi di papavero
- 1-2 cucchiai di melograno
- 1 cucchiaino di olio di noci
- 1 cucchiaino d'olio extravergine d'oliva
- Un pizzico di sale marino integrale
- Acqua di cottura delle verdure oppure brodo vegetale biologico q.b.

■ Mettete nel mixer la polpa di zucca, la carota, la cipolla, il sedano e l'olio di noci, regolate di sale e frullate. Diluite la salsa con l'acqua di cottura delle verdure, oppure con il brodo vegetale biologico (dovete ottenere una consistenza leggermente cremosa) e versatela in una piccola ciotola. Unite i semi di papavero e amalgamate.
■ Disponete in un piatto il cavolo tagliato a julienne, condite con l'olio extravergine e decorate con il melograno.
■ Adagiate le fettine di roast beef in un altro piatto, irroratele con la salsa e servite.

FRUTTA

Spiedini di frutta con salsa di lamponi alla cannella e scaglie di cioccolato extrafondente

Ingredienti per una persona

- 150 g di frutta di stagione biologica (pere, mele, arance, clementine, kiwi, oppure fragole, ciliegie, pesche, albicocche, anguria, melone, frutti di bosco, prugne ecc.)
- 1 cucchiaio di composta biologica di lamponi senza zucchero
- 1-2 cucchiai di succo di mela biologico senza zucchero
- 1/2 cucchiaino di cannella in polvere
- 1 cucchiaino di scaglie di cioccolato fondente all'85%
- 2 bastoncini di legno per spiedini

■ Preparate la salsa, amalgamando in una ciotola la composta di lamponi con il succo di mela e la cannella. Lasciate riposare a temperatura ambiente per 10 minuti.

■ Lavate la frutta, tagliatela a dadini e alternatela nei bastoncini di legno.

■ Adagiate gli spiedini nel piatto, irrorateli con la salsa di lamponi e decorate con le scaglie di cioccolato.

Pesche ripiene di anguria e melone con salsa di albicocche allo zenzero

Ingredienti per una persona

- 2 pesche biologiche piccole
- 1 cucchiaio di polpa di anguria tagliata a dadini
- 1 cucchiaio di polpa di melone tagliata a dadini
- 2-3 albicocche biologiche ben mature
- 3 cucchiai di succo biologico alla pesca senza zucchero
- 1/2 cucchiaino di zenzero in polvere

■ Lavate le albicocche, eliminate il nocciolo, tagliatele in piccoli pezzi e mettetele in un tegame. Unite il succo di pesca e lo zenzero, mescolate e cuocete per un paio di minuti a fiamma bassa. Spegnete il fuoco e lasciate intiepidire a temperatura ambiente.

■ Lavate le pesche, tagliatele a metà, eliminate il torsolo e scavate leggermente la polpa.

■ Tagliatela a pezzetti, mescolatela ai dadini di anguria e melone e farcite le pesche.

■ Irrorate con la salsa di albicocche e servite.

Bibliografia

La bibliografia di riferimento è estremamente vasta. Chiunque desiderasse approfondire temi e argomenti, può trovare la bibliografia completa a questo link:

www.filippo-ongaro.it

Ringraziamenti

Pur seguendo di persona da anni un'alimentazione basata sull'approccio nutrigenomico, non ho sviluppato capacità e creatività sufficienti in cucina da potermi permettere di suggerire delle ricette. D'altra parte, per elaborare dei piatti che corrispondessero alle indicazioni contenute in questo libro, mi sembrava che la cosa migliore fosse rivolgermi non solo a un valido cuoco, ma anche a un collega medico.

Per questo ho chiesto alla Dr.ssa Paola Reverso, medico nutrizionista e grande esperta ai fornelli, di aiutarmi a elaborare delle ricette che unissero alla scienza il gusto, in modo da rendere più piacevole al lettore il cambiamento di stile nutrizionale.

Grazie Paola per il tuo prezioso aiuto.

Indice

PARTE TERZA

I DIFETTI DELLA NOSTRA ALIMENTAZIONE

PARTE QUARTA

MANGIARE PER DIMAGRIRE

PARTE QUINTA

TIRIAMO LE SOMME

Stampa: Mondadori Printing S.p.A. - Stabilimento NSM - Cles (Trento)